PUHUA BOOKS

我们一起解决问题

U0377409

治愈系心理学

优雅老去的科学与艺术

THE ART AND SCIENCE OF AGING WELL

如何拥有健康的身体、思维与精神

A Physician's Guide to A Healthy Body, Mind, and Spirit

[美] 马克·E.威廉姆斯 著
（Mark E. Williams）

赵婕————译

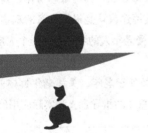

人民邮电出版社
北京

图书在版编目（CIP）数据

优雅老去的科学与艺术：如何拥有健康的身体、思维与精神 /（美）马克·E.威廉姆斯（Mark E. Williams）著；赵婕译. — 北京：人民邮电出版社，2019.1（2022.2重印）
（治愈系心理学）
ISBN 978-7-115-49969-1

Ⅰ. ①优… Ⅱ. ①马… ②赵… Ⅲ. ①精神疗法 Ⅳ. ①R749.055

中国版本图书馆CIP数据核字(2018)第253194号

内 容 提 要

在过去的一个世纪，人类的平均寿命几乎翻了一番，而如今许多人都有机会活到80岁，甚至更长。随着平均寿命的增长、晚年生活的延长，人们更加需要科学的知识，让自己拥有健康的身体、思维和精神，进而活出"最美不过夕阳红"的新境界。

在本书中，老年医学专家马克·E.威廉姆斯博士讨论了医学在老龄化领域取得的显著进步，并且指导人们在面对岁月流逝时要如何看待衰老、如何锻炼身体、如何激发头脑、如何管理情绪以及如何滋养精神。书中的实用建议均是根据作者的观察以及最新的医学研究得来的，目的是帮助老年读者以及关爱老年人的年轻人享受个人成长，以积极乐观甚至快乐的心态迎接老年生活。

本书符合时代需求，它对于即将步入老年、已经处于老年、关注老年群体的人，以及医疗保健、养老服务等相关从业人员而言，具有重要的指导意义和实际应用价值。

◆ 著 ［美］马克·E.威廉姆斯（Mark E.Williams）
　　译 赵 婕
　　责任编辑 刘卫一 姜 珊
　　责任印制 焦志炜

◆ 人民邮电出版社出版发行　　北京市丰台区成寿寺路 11 号
　　邮编 100164　 电子邮件 315@ptpress.com.cn
　　网址 https://www.ptpress.com.cn
　　涿州市京南印刷厂印刷

◆ 开本：700×1000 1/16
　　印张：19　　　　　　　　　　　　2019 年 1 月第 1 版
　　字数：200 千字　　　　　　　2022 年 2 月河北第 3 次印刷
　　著作权合同登记号　图字：01-2017-5959 号

定 价：69.00 元
读者服务热线：（010）81055656　印装质量热线：（010）81055316
反盗版热线：（010）81055315
广告经营许可证：京东市监广登字 20170147 号

前　言

"从头开始吧，"国王郑重地说，"一直读到最后再停止。"

——路易斯·卡罗尔（Lewis Carroll），

《爱丽丝梦游仙境》（*Alice's Adventures in wonderland*）

你只活一次，不过，只要活对了方式，一次便足够。

——梅·韦斯特（Mae West）

　　我们常常受到引导，认为衰老是自然会发生的事。你也许失忆，也许敏锐如故；也许依旧强健，也许憔悴羸弱；也许快乐，也许痛苦。诚然，生命中的许多事情不可控，但若要决定自己晚年的生命质量，实则选择众多。

　　我撰写本书是为了描绘一幅关于人类衰老的画卷，较之于大众媒体、工作场所、广泛的文化以及你内心的惶恐的描述，它更加准确、现实、有益。我们正遭遇老年歧视，这是一种无差别地认为老年人即将日落西山、行将就木的错误观念。一旦相信这种谬论，就会给个人、社会、经济和医疗带来悲剧。对青春永驻的执念贬低了老年群体个人及其对社会的意义，剥夺了年龄增长的诸多乐趣。

本书无意树立典型的晚年生活，亦不至为衰老提出"新标准"。我所致力的是提出一些实际、豁达的见解，期望帮助诸君克服对衰老的歧视，找寻自我提升的机会，乐观甚至欣喜地迎接衰老。通过观察衰老过程中的种种经历，我惊叹人类的存在价值，而这种价值是不会随时光消失殆尽的。

由于见过太多人草草地度过自己的晚年岁月，我决定撰写本书。我担任老年医学（老年人护理）执业医师近40年，实际上，该医学专业诞生于20世纪70年代末，我是美国首批接受该专业正式培训的人员之一。我的病人平均年龄83岁，他们正经历衰老带来的生理和情感变化，找我寻求帮助和引导。我有幸认识了许多励志的长者，他们勇敢地面对生活，继续工作、玩耍、创造、欢笑，直至生命的最后时刻。但我也目睹了太多人误解衰老，错失身边的大好机会，仅仅因为年龄便毫无必要地故步自封。这是人类潜能和创造力的损失，本无必要，也令人惊愕。我希望本书能帮助更多人克服社会偏见，享受完整而有效率的人生。

在开始阅读之前，也许会有好奇的读者希望更加了解我。我的家乡在美国南方的乡村，我在一个很小的社区长大，那里的人会在街上彼此交谈，晚饭后会坐在前门廊上，或散步很长时间。孩提时的我仔细研究着我最喜欢的杂志《儿童聚焦》（*Highlights for Children*）上的智力游戏，贪婪地阅读阿瑟·柯南·道尔（Arthur Conan Doyle）的"夏洛克·福尔摩斯"（Sherlock Holmes）。我小小年纪就迷上了魔术表演，这一爱好延续至今。回想起来，我发现自己的整个童年都充满了热情：着迷于悬疑小说以及事物的表象和实质之间的区别。

在接受了人文科学教育，继而接受医学培训时，我再一次发现自己活在这种表象和现实的区别之中。彼时还是年轻医学生的我开始感到不安，觉得有些不对劲。20 世纪 70 年代中期，我见证了科学和医学的巨大发展，其成果极有希望减轻人们的病痛，然而，对这些知识的运用却往往没有效率，尤其表现在对老年人的治疗方面，我曾目睹太多老年人遭受非人的对待。

为期两年的罗伯特·伍德·约翰逊基金会临床学者的经验让我明确了自己的社会责任，所以我决意投身于改善老年人的医疗护理现状这一事业。我的研究兴趣集中于对依赖性流行病学的理解：在患有类似疾病的情况下，为什么有人进了养老院，有人却没有？是否存在保持独立性的必备技能？我自创出一套测试方案，让受测个体执行 27 项简单的手动任务，并在执行过程中计时。之所以选择这些任务，是为了观察受测个体是否具备保持独立的必要技能。例如，受测人用茶匙将干腰果从一个碗里舀到另一个碗里，以模拟进食过程；另外还有涉及开各种锁和门闩的任务。总结我 20 余年的研究生涯，一个人完成这些基本任务所花费的全部时间同其未来需要养老院护理的时间息息相关。耗时过长的人极可能要接受长期护理，而手脚利索又效率高的人，就算身患疾病也属低危人群。

在开展这段研究之后，我决定在爱妻（我永远感激她）的全力支持下开启老年医学生涯。于是，我成为美国在该领域接受正式研究员培训的首批人员之一。彼时，这是一个大胆的决定，我不止一次地听到教员、同事和朋友质疑我的判断。"像你这样的人，研究什么老年医学？"有意思的是，好几位直言不讳的质疑者后来也进入了老年医学领域。

不到十年，我找到了全国最棒的工作：在我的母校北卡罗来纳大学研发老年医学专业。更为幸运的是，我的新办公室紧挨着临床医学巨擘麦克·利普金博士（Mack Lipkin Sr.）的办公室，他退休后受聘到北卡罗来纳大学继续教学和写作。我们成为亲密的朋友，常常分享临床见解，交谈甚欢。当利普金博士要我担任他的私人医生时，我受宠若惊。自此，我们的友谊更近了一层，我亦有幸能分享这样一位睿智明理、能言善道的医生的个人见解。久而久之，在利普金博士、我那数百位老年病患者以及我自己身上，我深刻地认识到了衰老的过程。

那些年是繁忙而多产的岁月。随着个人和专业的成长，我从患者身上学到了许多。我在改善老年人护理方面所作出的努力已超越我的教学职责和积极医疗实践，我的理念开始聚合，为全面审视衰老提供多媒体途径。其中主要的组成部分就是本书，最后还会有重要的系列纪录片。

本书所介绍的五个秘诀是我数十年在个人和专业经历中从各个途径积累沉淀下来的。因为我的主职是临床医生，故本书许多素材皆来自我的临床经验。你还会发现，本书也有大量其他人类知识分支的观念以及我个人的思考。人无法将头脑和身体分开，在关注衰老的过程中，我发现生物学、心理学、历史、文化和精神相互交织、密不可分。

本书绝不是探讨衰老的一言堂。它只是我的个人观点，包含了我的偏见、盲点和局限性。旁人若有异议，我也不以为意。优雅老去的方法很多，探讨衰老和健康的书籍也数不胜数。这使我想起暗室里摸大象的古老寓言。在摸到大象的某个部位之后，每个人离开时都坚信自己真正了解了大象。有一个人摸到了象腿，于是就得出大象像柱子的结论；另一个人摸到了耳朵，便认为大象就像一片宽阔的叶子，诸如此类。他们的听众被这些五花八门的描述弄得摸不着头脑。这些南辕北辙的看法无法达成统一，最终只能开灯直接一睹大象的全貌。我希望本书至少能给出一些启示，让读者能直面衰老这头"神秘的大象"。

本书不会探讨如何终止或反转衰老过程。它无关永葆青春，也不宣扬抗衰老的策略，而是介绍关于我们的身体、思想和情感如何随时间的流逝发生变化的各种观念，提出一些每个人都可以完成的具体事项，让大家过得更加健康、幸福。从科学的角度来审视我们各个系统的生理变化，揭示了衰老如何以及为什么会给身体和大脑带来变化。同样重要的还有我们如何解读和应对这些变化，以及为确保成功，应使用怎样的适应策略。虽然我们每个人都要面对这些无法回避的变化，但我衷心希望本书能帮助你形成保持愉快、高效和创造力的观念和方法。

如今大多数人都可以期望安然活到 80 余岁，这在人类历史上是第一次。由于人类寿命延长的速度是如此之迅速（在过去100年中，人类出生时的平均预期寿命几乎翻了一番），有关衰老和老年人的观念都已远远地落后于时代。我们其实还活在过去。与早年奉行的许多成见和猜测相反，如今，我们的生理衰老同我们具体的生活境遇、态度和观念以及所选择的生活方式之间显然存在巨大的相互作用。只要在优雅老去方面做出努力，每个人都将受益，在很大程度上来说，种善因，得善果。每个人都应该得到最好的结果，难道不是吗？

本书满足了我个人写作的私欲，我也期望它能激发你对衰老与健康的思考。对衰老的了解越全面，你在应对衰老引发的日常变化时就能做得更好。人人都有眼睛，可即使我们看到的是同样的事物，看法也不尽相同；这是因为每只眼睛的角度都略有不同，这让我们的理解角度也有所不同。我的衰老观可能与诸君有些差异，通过介绍它，我希望我们能一同深化对衰老和死亡的认识。罗伯特·勃朗宁（Robert Browning，1812—1889）在其诗作《犹太拉比本以斯拉》（*Rabbi Ben Ezra*）的第一节中写道：

> 伴我一同老去！
> 最好的时光未完待续，
> 生命的尾章，早已在开篇书就：
> 时光握于上帝之手，
> 他说："我给予的全部，
> 青春仅是半数；相信上帝：有始有终，无以为惧！"

THE ART AND SCIENCE OF AGING WELL

目 录

引　言

优雅老去的寓言框架

有一则古老的寓言，讲述的是马匹、马车、车夫和车主的故事。他们的旅程并不是一场悠闲的远足，而是一场命运之旅。对于车主而言，最好的境况莫过于：马车状态良好，马匹膘肥体壮、训练有素，车夫技术娴熟、轻车熟路。这样一来，车主便可以稳当地坐在车里一步一步地向自己的目标靠近。然而，现实并非一帆风顺，车夫忘记了自己的职责，跑到酒馆里喝得酩酊大醉，这种情况对他来说太寻常不过了。想到自己屈居人下，为奴为仆，他心生反感，于是便恣意浪费自己的时间、金钱和精力，马匹和马车都被他抛到了九霄云外。于是，马匹得不到训练，加上忍饥挨饿，变得弱不禁风。马车因无人维护也破败不堪。车主心里明白，无法乘坐这样的马车前行，也只好困在原地，无计可施。

这则寓言寓意深长，它告诫人们：要走完人生旅程，保持身心和情绪的平衡非常必要。马车象征着人的身体，既具备本能、感知的特点，也具有机动的特征；马匹代表人的情绪，包括人的精力、情感、恐惧和欲望；车夫则指向人的思维，涉及人的观察力、思考力、比较能力和专注力。车主是我们的灵魂，体现着我们最真实的一面。唯有当一切条件达到平衡、所有环节井然有序时，我们才能够把握好自己的命运。

寓言里玩忽职守、喝得烂醉的车夫正是人们自欺欺人的模样，代表着幻觉、白日梦、放纵和挫折。由于头脑中只有感官输入、对过往不幸经历的记忆、先入为主的思想以及对日常事务的机械反应，我们只会陷入一个美丽的幻想，自以为命运都在自己的掌控之中，事实上却跟寓言里的车主一样被困于酒馆之中。在这种状态下，我们忽视了保养身体和把控情绪的必要性，导致精神、身体和情绪之间完全没有建立起和谐的关系，白白浪费掉宝贵的时间、精力和潜能。

要想走出这样的怪圈，我们必须首先认清现实：车夫必须清醒地认识到自己的状态。优雅老去的第一个秘诀便反映了这一步骤。无论人生境遇如何，直面衰老这一事实往往就像当头棒喝，会让你突然意识到，自己的生命是有限的，所以，是时候走出酒馆，继续走完自己的人生之旅了。我们的思维必须走出舒适区，引导我们进行身体机能重建和情绪管理。要想恢复平衡状态，马匹和马车并非良好的切入点，因为我们的身体和情绪在未受刺激的情况下不能自主完成任何有意义的活动。在清醒地认识到自己的状态后，车夫恍然大悟，他必须让自己的身体接受挑战，学会维修马车、照料马匹，并且约束情绪化的自己。他亦意识到，要想成为见多识广、技术娴熟、品格高尚而又为人谦逊的车夫，他还有很长的路要走。优雅老去的第二、第三、第四个秘诀会告诉你该如何进行自我检验，如何维持身体、精神和情绪的良好状态。

在完成前期工作之后，车夫会注意到，各个环节之间的相互关联还有待更新。他得仔细地给马拴上缰绳，把它套在马车上。在一切准备工作都安排妥当后，车夫可以拉着缰绳、跨上马车，练习驾车走几个来回，再等待主人的指令。届时，车主才会出现并登上马车。在上路之前，车夫必须既耐心又机警，同时准确接收主人的指令。这便是优雅老去的第五个秘诀的精髓所在。

在我看来，这则寓言恰好反映了衰老所代表的十字路口。尽管许多人并没有在人生的每一个阶段都充分发挥出自己的全部潜能，但是，只要我们够用心、准备够充分、保养够得当，衰老在很大程度上是可控的。当我们初步认识到除了尽情享乐、趋利避害之外，人生还有更多内涵的时候，眼前就会豁然开朗。在意识到自己能够不偏不倚地看待个人处境之后，便可以采取正确的行动。面对自己的衰老，在构建和维护更为积极、现实的信念时，坚韧不拔的意志力至关重要。佛家有言："如果方向对了，我们要做的就是继续走下去。"

如何得知自己是否正沿着正确的方向前行呢？有一个方法是不因自己的失败而自怜自艾。1966 年，罗伯特·F.肯尼迪（Robert F. Kennedy）在一次演说里讲道："只有敢于经受重大挫折的人，才能获得伟大的成就。"我们需要实实在在的努力和行动，不能三心二意。如果不能坚持不懈，任何优雅老去的秘诀都是空谈，这件事并无捷径可走。这就如同打篮球，疏于练习的球员不大可能随手命中篮筐；而园丁要想在季末得到奖金，也必须在整个园艺活动的旺季做好松土、播种、灌溉的工作。

这一工作必须由你亲力亲为，不可假手他人。"记住，每个人都是独一无二的，你也一样。"玛格丽特·米德（Margaret Mead）说。我们都有显著的特点，而且，根据我的经验，这种特点会随着年龄增长变得更加独特。要走完人生之路，必须靠自己的经验和毅力，而不是靠别人。通过深刻认识到天不假年这一事实，我们会发现人性的花朵需要怎样栽培，并且投身于其中。

我们并不能从一开始就努力让自己的身体、思维和情绪恢复到平衡状态。我们在内部所建立起的相互联系与寓言中马匹、马车、车夫和车主之间的联系并无二致。拴马的马具是马和马车之间坚固而直接的联系。马车总是跟着马走，就像我们的身体总会对情绪做出反应。有没有不对应身体感受或反应的情绪？没有。车夫通过缰绳与马匹交流，较之马具，这种沟通方式更为细腻。马匹必须经由训练，懂得对缰绳做出反应——前行、停步或改变方向。马匹虽不能领会车夫的想法，但却能够通过缰绳明白其指令。最后，车夫必须留心倾听主人的声音这一无形的媒介，完全服从主人的命令。在人生的旅途中，往往有一些不可预料的弯路。但车夫却不能自说自话："既然上路了，就得听我的，因为我知道路该怎么走。"在履行职责、服务车主的过程中，车夫得保持谦虚、专注和勤勉。

人很容易受到习惯的影响，陷入美滋滋的自我陶醉之中。这些习惯对意识所产生的影响值得人们警惕，必须想办法降低其对行动、反应和行为所造成的影响。讽刺的是，在这一意识觉醒的过程中，我们不会有任何损失，被丢掉的不过是自我欺骗、恐惧和煎熬罢了。

在迈出第一步，开始留心自身同外界的互动方式之后，我们就可以不加批判地开展自我观察了。在这一过程中，我们可以认清并修正令自己困在酒馆里醉生梦死的习惯，并学会尊重自己的思维、身体和情绪。也许我们的车夫此刻正坐在车厢里体验新的人生层次。突然间，我们会深切地感受到自己同其他人、同周遭环境的联系，越发明白自己该做些什么，又该如何做到最好。届时，一切都会更加平衡，更有效率。我们会变得精力充沛、神采奕奕。本书所介绍的方法将帮助你推进这一过程。

在这则寓言的某些版本中，车夫在等待车主指令的同时不得不缓慢上路。其实，不必强行要求车主出场。如同观赏流星或在沙滩上寻找海胆一样，车主的出场无需鸣枪或吹号预告。我们要做的只是耐着性子保持专注、机警，拿捏住听话做事的分寸而已。只要常常自我观察，悉心维护好马匹、马车和车夫的状态，我们的洞察力就会越发敏锐，最终，我们自然会意识到马车里坐着车主。只有在这个时候车夫才明白，原来车主一直都在那里耐心地等待机会与自己沟通合适的路线。

现在就开启我们的旅程吧。

恐惧完全没有道理。它不过是你想象出的东西罢了，就像锁门的木插销一样将你锁住。把那块木头烧掉吧。

——鲁米（Rumi）

不要根据收获来评判每一天，看看你播下了什么种子。

——罗伯特·路易斯·斯蒂文森（Robert Louis Stevenson）

认清现实

在人生的大部分时间里，我们都觉得上了年纪的人是
"别人"。我们都曾是孩童，多少都记得身为孩子的感觉。
在成年乃至步入中年之后，我们发现了自己的兴趣，找到
了一份职业，争取到自己的一席之地，也许还组建了自己
的家庭。一路走来，我们根据自己在家庭、职场或社区中
的角色构建自己的身份。可是，尽管人生中总会遇到老人，
深爱的人也会老去，但是我们总固执地把老年人看作不同
于自己的另一类人。

　　事实上，衰老离我们既不遥远，也不是"别人"的事，它是如今的我们的组成部分。在年老时，除了现在的身躯，我们别无居所。而且，无论处于何种年龄，我们生而为人的价值和能力都是一样的。优雅老去的第一个秘诀的关键就是直面衰老这一事实，思考它对于每个人的意义是什么。我们已经借用马匹、马车、车夫和主人这一类比引出了本书的主题，车夫要跨出的第一步就是摆脱酒馆，认真审视自己、马匹和马车的状态。在这一检查过程中我希望你能看到（也许你会感觉如释重负），你的后半生未必会一落千丈，令你担惊受怕。从很多方面来说，晚年并不是死亡的序曲，却代表着人生的高潮。

　　当然，虽然衰老是一个私密的、个人的过程，但它的发生并不是孤立的。社会的人口趋势，人们对待老人的方式极大地影响着人在衰老过程中的感受。现阶段，美国和其他国家一样，都在经历一场社会变革，这场变革的根源不是新的意识形态，而是不断变化的人口模式。有幸出生在像我们这样的国家的婴儿都有机会安然地活到80余岁，这于人类的历史中尚属首次。这一人口变革在增加资源压力的同时，也创造了更深层次的社会变化，也为老年人提供了新的机遇。我们许多根深蒂固的文化定势并不能准确地描绘这一属于老年人的"新浪潮"，也不足以说明他们对社会做贡献的潜能。在接下来的几个章节里，我将竭力以批判的眼光审视人们在当今社会、在过去对衰老以及老人的作用的认知，并据此更为现实地解读衰老这一现象。

关于衰老，最核心的矛盾在于今天的你和未来的你。你将成为谁？会是什么样子？你的体能和思维能力会是什么状况？你会有怎样的追求和目标？你将如何化解危机？人生就此终结吗？自人类诞生起，人们就提出了这些问题，也一直在苦苦追寻优雅度过后半生的方法，可以很努力，可以富于创造性，也可以心满意足。每个人早年的选择都会影响这些问题的答案。只要没有英年早逝，那么不管你愿意不愿意，最终都得步入晚年。不过，你可以选择以怎样的态度面对衰老，态度也是成功的关键。第一要紧的是认清事实，明白你想成为怎样的老人，之后，你才能去发掘自己在人生后半段的巨大潜能。

第 1 章

我们都在老去

缺少理论的实践者就像没有船舵和指南针的水手，永远不知道该在哪里下锚。

——李奥纳多·达·芬奇（Leonardo da Vinci）

要拥有未来的人生，必须愿意放下现在的人生。

——E. M. 弗罗斯特（E. M. Forster）

人们对长命百岁的期待已有望成真。在美国大部分地区、欧洲各国以及环太平洋地区出生的婴儿至少有 50% 的机会能活到 80 岁以上。在最长寿的国家摩纳哥，人均寿命已经超过 89 岁。如果你已是年逾耄耋的老人，那么你还有 50% 的机会活到 90 岁。而在青铜器时代（约公元前 3000 年）人均寿命才 18 岁，这些统计数据着实惊人。到了罗马帝国时期，这一数字增加到了 35 岁。在 20 世纪初期，美国的人均寿命还只有 47 岁。也就是说，人类的平均寿命用了两千年才增长了 12 岁（从 35 岁增长到 47 岁）。但是，在过去的 100 年里，平均寿命却从 47 岁增长到了 80 岁，几乎翻了 1 倍。

人类寿命的延长对个人、家庭、社区乃至社会方方面面都有巨大影响。在 1900 年至 2012 年期间，65 岁以上美国人的数量增长了 3 倍，从 4%（310 万人）增至 13% 以上（4310 万人）。根据人口普查的预测，到 2040 年，这一数字将翻倍，达到约 8000 多万人。此外——这可不是毫无根据的瞎猜——这些 2040 年的

"老"人如今都在世。

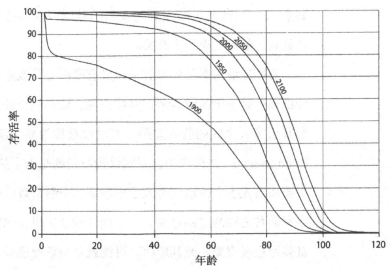

图 1-1　1900 年、1950 年、2000 年、2050 年和 2100 年的美国人口存活曲线图

注：这些曲线展示了这些年间人口寿命的增长情况，而未来还会延续这一增长趋势。

资料来源：Social Security Administration, "Life Tables for the United States Social Security Area 1900—2100," fig. 5.

■ 是什么决定了长寿

尽管我们无法知道一个人能活多长时间，但是，我们可以通过对寿命影响因素的研究来了解许多事实。生命历程流行病学（Life Course Epidemiology）是一门研究影响寿命的各项因素的学科。最近，该领域有确凿的研究成果显示，导致死亡的最主要的原因（约占比 70%）是一个人所处的环境，如洁净的空气和水源、长期健康的饮食条件，以及结束一天的工作和学习后能回到安全之所休息。这一观测结果似乎置于各种文化背景下皆适用。其余30%的致死风险主要与我们的基因以及导致某种疾病（如心脏病）的不健康行为有关。

哪些环境因素与长寿有关，又有哪些会导致生命早逝？社会经济地位是一个关键因素，具体来说，就是一个社会里顶级富豪和底层穷人之间的收入差距，有时也被称为罗宾汉指数（Robin Hood Index）。严格来说，罗宾汉指数指的是为了达到社会公平，需要从富人手中流动到穷人手中的那部分财富数。但是，不仅巨富和赤贫之间的差距重要，在你居住的社区里，你同其他人的贫富差距也很重要。究其原因，可能就是与职业选择、财产、不满足以及一系列个人和社会的因素相关的"门第"之见。

能决定你的社会经济地位、进而影响你的寿命的显然还有教育。对工作的满意程度也是一个关键因素。如果你整天伴着暴君般的老板、背着重压工作，那么，无论赚多少钱，你的寿命也要打折扣。例如，有若干研究记载，被裁员或担心失业通常容易诱发心脏病，从而导致早逝。

与感情好的伴侣一起生活可以延长寿命。悉心照料宠物对寿命也是有益的。另外，某些行为（如抽烟）会加速皮肤、心脏、肺部、血管以及骨骼的老化，还容易诱发癌症，导致早亡。同时，还有大量的环境因素影响着生命质量，但未必会影响寿命。例如，过于嘈杂的环境会影响听力，紫外线照射会导致眼睛和皮肤的衰老。在后面的章节中，我们会探讨人们应该如何影响环境，使之有益于延长寿命和提高生命质量。

■ "降低风险"到底意味着什么

除了认识寿命同环境因素的广义联系之外，通过流行病学，我们还能认清具体死因同相关风险因素之间的关系。用术语来说，这种研究被称为"近因流行病学"（Proximate Cause Epidemiology）。以心血管疾病（亦作心脏病）为例，作为世界头号死亡疾病，人们对于心血管疾病的研究不可谓不广泛。其为人所熟知的风险因素包括年龄、高血压、糖尿病、高胆固醇、吸烟和家族病史。你也许会感到意外，但降低这些风险因素（至少那些可控因素）有可能降低一个人死于心脏病的风险，尽管效果不太明显。进一步来说，降低这些风险因素对死亡几乎产生不了影响。换言之，我们可以改变可能导致死亡的因素，却无法确凿地延长寿命。好好想想，对你而言哪个更重要：是死亡证明最终给出的主要死因，还是活得健康、活得长寿？

许多降低风险因素的行为都是徒劳无功的。仔细地翻看庞杂如山的科学证据，我们会清楚地看到，死亡的绝对降低率仅有 0.5%~2%。换言之，为了避免可能不会发生的过早死亡，有 50 到 200 人需要延长治疗（大约为期 10 年）。从现实来说，治疗高血压这样的干预行为也许能把一个正常人罹患中风或心脏病的风险从 5% 降低到 3%，而这 2% 的降低却需要花费 5~10 年的时间。

媒体所灌输的信息容易使我们对风险因素控制心生困惑。**绝**

对危险减少（Absolute Risk Reduction），即风险底线和以干预获得的风险降低之间的差距才是真正重要的。但是，临床研究和媒体总是鼓吹**相对危险减少**（Relative Risk Reduction），即你的风险降低的百分比。在上述治疗高血压的例子中，绝对风险从 5% 降低到 3%，可能相当于相对风险降低 40%。哪一种说法听上去更有说服力："我们能够把你罹患中风或心脏病的风险降低 40%"还是"我们能把你罹患中风或心脏病的绝对危险降低 2%（或者 1/50）"？在数学意义上，这两种说法是等值的。

■ 你还是不能长生不死

尽管近来人们的寿命得到了延长，但是死亡率还是亘古不变的 100%——每个人都会死亡（千年来保持得极为稳定）。尽管人有机会活到很大年纪，但却不可能长生不老。死亡的宿命无法避免，这也说明生命旅程的**本质**比其长度更重要。值得庆幸的是，大量科学证据表明，人们可以极大地影响生命的质量，也可以左右自身衰老的速度。

现代预防式保健的目标是通过降低早逝的概率来延长寿命。这对尚有几十年寿命的年轻人而言当然很有道理。然而，随着年龄的增长，对"早逝"的定义就越来越成问题，并且最终会因为难免一死而变得没有意义。我认为，到了人生的某个阶段，预防的目的应该从尽可能延长寿命转移到维持功能、减少依赖之上。当我们活得更长、更好的时候，我们应该关注那些威胁我们独立生活能力的因素，诸如视力、听力、行动以及记忆力等问题。作为一名老年医学专家，我跟我那些年纪老迈的病人说，我的目标就是尽量延长他们每个人的欢乐时光。迄今为止，尚无人提出异议。

■ 到了今天，长命百岁意味着什么

长命百岁曾是极少数人的特权，如今却已成为大多数现代人的命运。这是 20 世纪的伟大成就之一，是能与人类登月、通信进步、原子裂变和解密 DNA 并肩的成就。但是，人们对此感到庆幸了吗？人类的平均期望寿命达到了前所未有的高峰，但似乎并没有人感谢这一具划时代意义的人类成就。

在人口形势飞速变化的时代，许多人还活在过去，以消极的态度对待衰老本身和年老之人。这种过时的观念仍然深深影响着许多社会活动。在崇尚青春的文化中，很多人依然认为老人要么身体孱弱，要么注定会迅速衰老。在精神方面，他们也被贴上了健忘或"老小孩"的标签，被认为几乎不再具有学习和适应的能力。至于社交和经济能力，他们则常常被视为负担。有了这些成见，人们怎么能期待和鼓励老人继续发挥能量来丰富自己乃至整个社会的生活呢？

生理年龄其实已经不再是衡量个人能力的可靠标志。如今，美国老年人的身体一点儿也不弱。他们之中，真正丧失身体机能的人低于 25%，住在疗养院的不超过 5%。至于思维，只要能抓住新的机遇学习和成长，老树也能发新芽。在适当的职位上，他们富于激情、努力工作，远不似传统观念上的退休老人。许多人还具备成熟的心态，在历尽沧桑后，闪烁着经岁月沉淀而来的智慧之光。

当然，许多老年人还需要特殊的医疗保健和其他支持。如果大众不摒弃固有成见，不肯更开明地理解老年人口以及他们同社会其他族群的关系，那么就无法为他们提供恰当的医疗保健和支持。人性化的社会尊重每个年龄段和每个人的特性。我们需要仔细审视变老这件事，还得重新定义后半生的社会生活。这一至关重要的重新定义必须经过历史纵向的、跨文化的公众讨论，还需要从生物学和社会学的角度研究衰老。当我们能够直面自己的衰老，并且考虑创造未来的时候，这便是讨论的开始。

第 2 章

警惕衰老的八大谎言

就算是谎言，信的人多了，也便成了真理。

——乔治·奥威尔（George Orwell）

缺乏调查数据的推理只能大错特错。

——亚瑟·柯南·道尔爵士

有一则有名的寓言，讲述了一名大学教授拜访一位禅师的故事。教授在谈论禅的时候，禅师在一旁倒茶，一言不发。茶水已从访客的杯缘溢出，但禅师还在继续倒茶。教授看着不断外流的茶水，终于忍不住脱口而出："已经溢出来啦！别再倒了！"禅师回答："假如您不先清空自己的杯子，我又怎能跟您讲禅呢？"同样的道理，要想把自己的处境看得透彻，我们也得清除一切衰老的谎言和错误信息。为了更加准确地规划、迎接衰老，一起来看几则有害的谎言吧。

■ 第 1 则谎言：老人都一个样，随时可能倒下

这则谎言的源头是老年"异类"论，也是各种夸张描述（如电视广告）不断强化的结果。在现实生活中，我们其实越老越独特，越富于个性。每个人都以不同的方式老去，各自衰老的速度也不尽相同。凡是参加过同学会的人都可以证明，有些同学身上

几乎没有留下岁月的痕迹，有些同学却沧桑得多。所以我们会发现，一个老人可以肌肉松弛但眼神明亮，另一个老人可以有咯咯作响的关节但思维敏捷。

年纪增长带来的身体变化，其原因并不单一，它取决于一系列不相关的生理状况。衰老是各种因素相互碰撞的结果，包括个体独特的基因条件、基本不受我们控制的环境因素以及态度和行为。态度和行为可以加速亦可延缓身体机能的变化。譬如，吸烟会加速肺部、心脏和血管的衰老，致使人罹患癌症的风险大大增加。而经常锻炼则可以激发身体的自我修复能力，延缓衰老进程。

总体来说，今天的人们不仅活得更长，而且衰老速度减缓。来自美国、瑞典和其他国家的纵向研究表明，65 岁以上的人的健康状态正持续改善。例如，根据研究结果，从生理机能来讲，1990 年的 75 岁相当于 1960 年的 65 岁。这种研究也证实了人与人之间巨大的生理差异以及衰老的异质性。

■ 第 2 则谎言：减肥可以延长寿命

极少有人对自己的体重满意。我们总在寻找最新的奇迹瘦身食谱，总能在杂志、杂货店收银处和网络上留意到大量关于减肥的标题，因为它们宣称不到六周就能减重，可令腹部变平坦、臀部更紧实。尽管这些信息总打着健康的旗号，但是，对减肥的痴迷，其根源在于以瘦为美的社会风气。说到维持健康、延年益寿，胖 4~9 千克更有好处。大量纵向研究支持这一观点，包括弗雷明汉心脏研究、"90 岁 + 研究"（the 90+ Study）以及由美国疾病预防和控制中心下属国家卫生统计数据中心发起的第三次国民健康和营养调查。

有一种科学衡量体重的方法名为身体质量指数（BMI）。阿道夫·凯特勒（Adolphe Quetelet）提出了 BMI 这一简单方法，只需用体重千克数除以身高的平方即可得出。在 19 世纪初期，它成为体重的衡量标准。BMI 值低于 18.5 被定义为体重过轻，大于 30 算肥胖，大于 40 则是病态肥胖。

体重（千克） 身高（厘米）	56.8	59.1	61.4	63.6	65.9	68.2	70.5	72.7	75.0	77.3	79.5	81.8	84.1	86.4	88.6	90.9	93.2	95.5	97.7	100.0	102.3
147.3	26	27	28	29	30	31	32	34	35	35	37	38	39	40	41	42	43	44	45	46	47
149.9	25	26	27	28	29	30	31	32	33	34	35	36	37	38	39	40	41	43	44	45	46
152.4	24	25	26	27	28	29	30	31	32	33	34	35	36	37	38	39	40	41	42	43	44
154.9	24	25	26	27	27	29	30	31	32	33	34	35	36	37	38	39	40	41	42	42	43
157.5	23	24	25	26	27	27	28	29	30	31	32	33	34	35	36	37	38	38	39	40	41
160.0	22	23	24	25	26	27	28	28	30	30	31	32	33	34	35	36	36	37	38	39	40
162.6	22	22	23	24	25	26	27	28	28	30	31	32	33	34	34	35	36	37	38	38	39
165.1	21	22	23	23	24	25	26	27	28	28	29	30	31	32	33	33	34	35	36	37	38
167.6	20	21	22	23	23	24	25	26	27	27	28	29	30	31	32	32	33	34	35	36	36
170.2	20	20	21	22	23	24	24	25	26	27	27	28	29	30	31	31	32	33	34	35	35
172.7	19	20	21	21	22	23	24	24	25	26	27	27	28	29	30	30	31	32	33	34	34
175.3	18	19	20	21	21	22	23	24	24	25	26	27	27	28	29	30	30	31	32	33	33
177.8	18	19	19	20	21	22	22	23	24	24	25	26	27	27	28	29	29	30	31	32	32
180.3	17	18	19	20	20	21	22	22	23	24	25	25	26	27	27	28	29	29	30	31	31
182.9	17	18	18	19	20	20	21	22	22	23	24	24	25	26	27	27	28	29	29	30	31
185.4	17	17	18	19	19	20	21	21	22	23	23	24	25	25	26	27	27	28	28	29	30
188.0	16	17	17	18	19	19	20	21	21	22	23	23	24	25	26	26	27	28	28	29	29
190.5	16	16	17	17	18	19	19	20	21	21	22	23	23	24	25	26	26	27	28	28	28
193.0	15	16	16	17	18	18	19	19	20	21	21	22	23	23	24	25	25	26	26	27	27

图 2-1　按身高和体重计算的身体质量指数表

如图 2-2 所示，BMI 和死亡率的关系曲线呈浅 U 形。体重过轻或过重的死亡率比中等体重要高得多，中等体重群体的死亡曲线很平坦。病态肥胖（BMI 大于 40）会危及性命。儿童肥胖率的增长令人忧心，因为它说明了活动量的缺乏，也会导致慢性病的发生率升高，这不仅会缩短寿命还会使生命质量大打折扣。为什么在体重曲线的最低点，死亡率会比较高？恶性肿瘤（无论确诊与否）或进食障碍，如神经性厌食症等重疾可以解释这一点。

该曲线图中间部分的几处细微差别很有意思。全世界的大量研究成果都表明：即便这些研究控制了潜在疾病、吸烟和其他因素，但身材偏瘦的人也比稍胖的人死亡率高。此外，超重 10%~15% 的人更不易患骨质疏松症，髋关节骨折的风险也降低。同样，这类人群罹患肺癌的风险或许也更低。2005 年，美国疾病控制和预防中心的研究人员得出结论：除非达到极值，否则体重并不是导致冠状动脉疾病的风险因素。这些数据与许多大型流行病学研究结果一致，即未能证实肥胖和心脏疾病之间的因果关系。

不仅如此，减肥实际上还会缩短人的寿命。一项以 50~75 岁的美国人为对象的研究表明，在近两年里，有减肥经历的人比没有减肥经历的人更容易死亡。这一趋势在正常体重、超重和肥胖人群中均有体现。还有研究表明，与没有减肥经历（或者减重比率低于其最大体重 15%）、BMI 值保持不变的人群相比，曾经减重 15% 及以上的人死亡风险有所增加，这主要由心脏疾病导致。这说明，节食减肥会危害人的健康。作为老年医学专家，如果我

的病人开始减肥，我会很担心。所以在努力追踪尚未发作的疾病
之余，我会竭尽全力予以阻止。

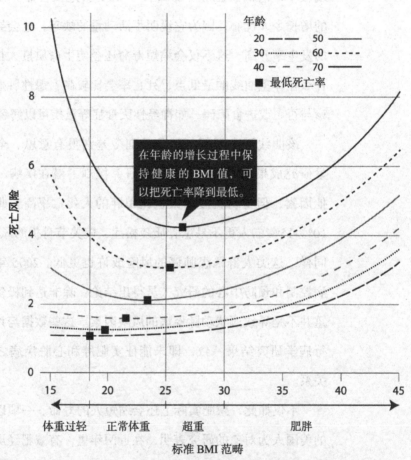

图 2-2　以身体质量指数和年龄衡量的标准死亡率

资料来源：Reprinted by permission from Macmillan Publishers Ltd.: *Nature* 497[May 23, 2013]: 428-30.

我总把"不要节食减肥"挂在嘴边，但也有例外，主要是对
于那些 BMI 值大于 35、处在 U 形曲线峰值处的人——适当减肥

对他们有益。对于明显肥胖，又同时患有糖尿病、高血压或疼痛性腰腿关节炎的病人，我也建议其减肥。在这种情况下，减重5%~10%往往能够显著减少药物治疗需求，也有助于骨关节炎康复，减少疼痛。

在人类寿命空前延长的时代，肥胖的人群却越来越多，这似乎有些矛盾。它为我们提出了一个有趣的问题：理想的体重由谁说了算？它的基础是科学还是社会成员的欲望？在17世纪佛兰德斯巴洛克风格代表画家彼得·保罗·鲁本斯（Peter Paul Rubens）笔下，女性是健壮而丰满的，甚至接近现代社会肥胖的标准。那我们为什么要以今天的麦迪逊大道和好莱坞当红模特为榜样，模仿他们的瘦骨嶙峋、肌肉发达和古铜肤色？在我看来，只要你不在 U 形曲线的两边便好。

■ 第 3 则谎言：上了年纪的人又健忘又糊涂

英国指挥家、伦敦交响乐团和皇家交响乐团的创始人托马斯·比切姆爵士（Thomas Beecham，1879—1964）曾在曼彻斯特一家旅馆的大厅里遇见一位高贵的女士。他不大记得何时见过她，但却清楚地记得她有一位出名的兄弟。他处理得很巧妙，向她问起她的兄弟，又问他是否还在工作。那位女士答道："他挺好的，还是那个金。"

每个人都担心自己的记忆力，年纪越大越担心。当一个人越来越健忘、幼稚的时候，我们就相信了那套流传已久（到今天还在流行）的说辞，觉得这就代表了老人。更糟糕的是，我们在衰老，社会却越来越不能包容犯错。我们接受了这些社会价值观，于是，当我们忘记车钥匙放在哪儿时就开始自我怀疑："我是不是得了老年痴呆？"我认为，冥冥中有一个定律叫怕什么来什么，这种担心会分散注意力，令人更加健忘："我过来是要拿什么？"恶性循环就此形成。

只要不严重，健忘十分正常，无关紧要。在 85 岁以上的人群中，认知功能完全正常的远超半数。以阿尔茨海默病为代表的痴呆症的危害是毁灭性的，我举出这一数据并不是为了粉饰太平。关键是，这些都是影响记忆力和其他认知领域的**疾病**，不能代表正常的衰老。而且，如果在年轻时经常从事积极的思维活动，这些疾病是可以预防或阻断的。

想想修女研究这项非同寻常的科学研究吧。这项纵向研究针对 678 名时年 75~107 岁的天主教修女进行了长达 15 年研究，这些修女都是圣母学校修女会的成员。在迈入老年后，每一位修女都要接受年度检查，评估她们的认知能力和生理机能；在这些参加者身故后，研究人员对她们的大脑进行了检查。在二十几岁立誓修行之时，她们都各自写了一篇自传性文章。这些文章中所体现的语言和文体信息成为研究人员用来与其晚年认知结果进行对比的参照物。很有意思的是，与只会简单造句的修女相比，字里行间富于思想的修女罹患阿尔茨海默病的比率要低得多。这项研究的难得之处在于，在许多生活方式（如营养、环境和是否能接受医疗保健）上，所有修女都一样。这项研究给予人们一个启示：年轻时的学习能力、创造能力和思维活动也许能帮助人们降低晚年患痴呆症的概率。

■ 第 4 则谎言：衰老代表学习能力和创造性的减退

这种有害的谎言与前一个认知减退的谎言有关。我有一位103 岁的病人，曾从事外事工作的他正在写一本关于国际性外交政策的书。在过去的 5 年里，他每天早上都会花好几个小时创作这本书，不停敲打他那台史密斯·可乐娜牌便携式手动打字机。衰老对他的学习能力和创造力有影响吗？我没有发现。他很具有代表性，特别之处不过是年龄大了些，又具备些作家的毅力罢了。

人一老，学习创造力就必定下降？这种观点不仅片面、悲观，而且危害无穷。要想优雅地老去、长命百岁，从事积极的创造性活动尤为关键。创造力是想象力的践行者。其内涵包括行动、参与以及发挥才智。正常的衰老并不会对它们产生影响。诚然，在人生的各个阶段，创造力的内涵也在变化。但是，这些变化是一种自我丰富，而不是消磨。亚里士多德（Aristotle）在《尼各马可伦理学》（*Nicomachean Ethics*）中说道："学习是功成名就时的装饰，是遭遇逆境时的避难之所，是晚年的粮仓。"

老人的心理健康同终身学习息息相关。李奥纳多·达·芬奇在《达·芬奇笔记》（*Notebooks*）中写道："少年为学，可以杜绝老年之恶；假如你懂得老年需以智慧为食粮的道理，你就会趁年轻照做，以免老来缺吃少喝。"终身学习的能力在很大程度是由兴趣、活动、动机和健康决定的。培养兴趣趁年轻，步入晚年，也要保持活跃，做出成绩，只有这样，我们才能在后半生不断丰富与创造人生。

■ 第 5 则谎言：衰老不可逆，谁对它都没办法

许多人认为，人的衰老是由基因决定的，人的寿命也完全取决于是否选对了父母、祖父母。乍看之下，似乎有理有据：跟异卵双胞胎相比，同卵双胞胎的寿命更为接近；寿命长的亲属也比比皆是。其实，已有研究人员致力于长寿家族的研究。难点在于我们的基因同活动、生活方式以及环境之间的关系。具备遗传倾向并不等于基因决定寿命。打个比方，即便我拥有极强的家族长寿基因，我也不可能傻乎乎地顶着雷暴跑到高尔夫球场挥舞 7 号铁头球杆。认真审视这些证据，你会发现，基因更多地决定着缩短寿命的疾病的发病概率，而不是长寿的概率。

基因对我们寿命的影响仅占 30%，一项针对 13 000 余对瑞典双胞胎的研究为此提供了铁证。事实上，这些双胞胎的平均寿命差距约为 15 年。由此可见，衰老这件事，有 70% 是控制在我们自己手中的。而且，这项调查显示，近半数的认知变化与遗传有关。在前面提及的修女研究中，有两位亲姐妹，她们都活过了 90 岁。思维较为活跃的姐姐没有认知能力损伤，而思维活跃度稍弱的妹妹则罹患了痴呆症。关于衰老和认知功能，种种里程碑式的研究告诉我们，精神活动有时比遗传倾向的作用更大。与其在

意自己的基因，不如关注基因是如何呈现的，而这种呈现方式则主要由我们所处的环境以及所从事的活动决定。你的遗传特质就好比滑雪者所乘坐的吊椅，能把你安全地送到再生能力的顶点。接下来如何下坡得看你自己的选择。这一过程可以很短，惊险刺激；也可以有如闲庭漫步。生活方式的选择真的很重要。你可以让自己的遗传密码自行发挥作用，也可以接过主动权，通过选择生活方式来修改某些基因"软件"。这是好事一桩，因为这表明，晚年的生活质量主要由你自己掌控。

■ 第 6 则谎言：老人是社会和经济的负担

这则破坏性的谎言不仅有失公允，而且在许多方面根本站不住脚。造成这个问题的原因是，在看待生产这件事情上，许多人的观念过于狭隘，还站在古老的制造业生产线的角度看待问题：只要在生产线上待一日，便是对社会有贡献；一旦走下生产线，就只能算作浪费社会资源。在工业化社会，人的价值往往只能用即时生产力和效益来衡量。

这种思想狭隘，毫无根据。想想那些无偿的劳动吧——志愿者工作、养育孩子、照顾生病的亲戚，还有掌管家庭。这些活动难道都是徒劳的，都是社会的经济负担吗？这些活动难道不是为社会减少了开支，为社会福利做出了贡献？伴随衰老，我们越来越可能从有偿劳动的岗位上退下来。难道这样一来我们就成了社会的负担，不能为社会做出有意义的贡献了吗？由于没有老人从事活动（或是传统意义上受到雇用的其他老人）的国家统计数据，我们所收集的数据和报告并不能反映出他们对人类生产力的重要贡献。我们迫切地需要拿出更为广泛、更为包容的生产衡量方式。

把老人视为负担的另一个问题在于，我们也会老。老人并非弱势的少数群体，他们就是未来的我们。这一事实意味着，那些消极看待衰老和老年人的人已经封印了他们自己的命运。就像沃尔特·凯利（Walt Kelly）的连环漫画人物"弹簧蹦"在1971年世界地球日那天所说的那样："我们已经遇到了敌人，那就是我们自己。"

受谎言和误解的影响，我们错误地认为衰老意味着身体机能和独立能力的丧失。也因为如此，我们先入为主地认为寿命的延长会大大增加医保和社保开销。但是这种想法的证据何在？老龄化进程比美国快的国家（如日本）并没有因为人口日益老龄化而破产。较之人口统计资料，医保开销对于保健实施机制的依赖性要大得多。

老年人不会恣意浪费医保。诚然，比起年轻人，老年人服用的处方药更多，看医生更频繁，也需要更多的住院治疗。但是这些因素并不意味着社会医保经费是为老年人准备的。纵观医保的实践历史，无论老少，人生中的最后一场病总是最花钱的。

我要说的重点在于，人并不会因为衰老而在晚年丧失独立性和能力。是我们的社会制度没有提供足够的机会让老年人做出贡献和表达自我。

■ 第 7 则谎言：上了年纪就没了性欲

性能力并不会因为衰老而减少。性行为的减少往往同想象和预期更为相关，与执行能力的关系不大。确实，年纪越大，达到性兴奋所耗费的时间越长。年纪老迈确实会增加勃起功能障碍的概率，但并不像坊间流传的那样夸张。没有证据表明衰老会造成女性性功能或性快感的减退。

最近，美国一项针对成年人的调查结果证实了这一点。在 18~31 岁的调查对象中，约有 1/4 的男性和 1/3 的女性对性生活非常满意。而这一百分比在 65 岁以上的调查对象中达到了约 50%。而且，在这一年龄段中，有 50% 的人保持活跃的性生活，还有 40% 的人期待更为频繁的性生活。在性生活活跃的人群里，约有 75% 的男性和 70% 的女性表示，比起 40 多岁时，他们对性生活的满意度有增无减。也许我们应该重新看待自己的未来，在老去的过程中少一些拘谨，多一些自信和放松。

性爱活动还可以益寿延年。科学研究表明已婚男性的寿命约比单身男性长 8 年；已婚女性比单身女性多活 3 年。之所以产生这样的差异，似乎是因为心血管疾病和癌症的发病率有所降低。另一项研究表明，较之每周少于一次性高潮的男性，每周有两次性高潮的男性在之后一段时间内的死亡概率大幅降低（近 50%）。性满足亦能延长女性的寿命。种种证据表明，性爱活动并不一定会随年华的老去而减少，性满足感也未必会降低，你越享受它，就越能益寿延年。或许保持稳定有爱的两性关系才是真正的秘诀。

■ 第 8 则谎言：变老意味着丧失独立性，必须住进养老院

现实情况并不是这样悲观：无论在人生哪个阶段，住进养老院的人（包括为康复而短期住进来的人）不超过25%。在2012年，美国老年人入住养老院的比率仅为3.5%。同所有关于衰老的谎言一样，它半真半假，用错误的观念遮蔽了事实真相。在当今社会里，老年人的处境其实分很多情况。许多人独立生活在自己的家中；有部分人偶尔或长期需要护理或其他援助；有人同其他老人合住，资源共享，彼此作伴；还有人同自己成年的子女或晚辈亲属同住。提供协助的生活机构已经迅速流行起来，因为各种各样的机构可以提供特殊护理，譬如，为患有痴呆症的人群提供护理。

对老年人生活状况的揣测仍然源于一种误解，对老年人一概而论，未能认识到老年人也有不同的群体（见第1则谎言）。我们需要小心定义这些群体并予以特殊关注，举例而言，老年群体中占比最大的女性有不同于男性的需求和经历。高寿（90岁以上）群体是增长最快的子群体，他们也有特殊的需求和经历。不能独立生活和残疾的老年人也是重要的子群体，但这并不是老年人群体的大多数。要真正探讨老年人，我们必须承认贫富差距的存在，因为社会、文学和历史的偏见会掩盖它，而它对人的选择和生命质量会造成极大的影响。

我们都必须直面一个事实：在衰老的过程中，我们的身体机能可能会出现这样或那样的下降。但这些变化所带来的影响程度

因人而异，个体应对的方式起着决定性作用。身体的变化往往没有应对这些变化的态度关键。显然，这些变化对男性和女性的影响是不同的，因为女性比男性的寿命长得多。但是，衰老不会给男性带来太大的外表伤害。白发和皱纹未必会减弱男性的魅力。男性似乎占有社会优势，而女性则占有生理优势。

通常情况下，比起年龄，疾病对一个人的身体机能的影响更大。衰老意味着成长，而不是自我放弃的观念、因素或变化。假如一个人能够在生理产生变化的情况下继续成长，这还是衰退吗？这便智者见智了。就像被抛入水中的石块激起的涟漪，当它一圈一圈往外扩散的时候，水花越来越小。你是像水花那样渐渐式微；还是像激散开的波纹，让岁月沉淀出开阔的思想？

第 3 章

人类历史上的衰老观

历史的魅力和神秘之处在于，时代在更迭，世界没有变，但一切又都全然不同了。

——奥尔德斯·赫胥黎（Aldous Huxley）

如今大卫王年纪老迈，虽然穿上了衣服，仍觉不暖。于是臣仆对他说，不如为我主陛下寻一位处女，教导她侍奉我王、爱护我王，睡在王的怀中，好叫我主陛下得暖。

——《列王记上 1：1-2》（*1 Kings 1：1-2*）

有史记载以来，人们对于老年人的衰老与健康就表现出明显的兴趣。尽管在过去的几个世纪，人类的平均寿命比现在短得多，但仍不乏长寿之人，只是时至今日长寿现象更为普遍。回顾人类历史上不同文化、时代背景下的衰老观，我们发现，全世界都希望了解衰老的原因，都渴望健康长寿。

正如我们在第 1 章中所提到的，社会因素深刻地影响着人们的寿命和生存质量。个人或社会对待年老群体的方式与医疗知识、当前的科技发展程度、宗教教义、健康观念以及社会经济力量紧紧地联系在一起。早期，长寿之人的社会地位通常取决于他们在群体中的价值：他们的力量、技能或学识，以及当时的资源条件和宗教信仰。例如，在非洲西南部，有一个以狩猎谋生的群居性 Khoi-khoi 部落，该部落组建了一个委员会，其委员全部由各个家族的首领担当。这些家族的长者德高望重，作为家族代表，起着维护团结、解决纷争的作用。

一般说来，在资源富饶的社会里，人们会善待老年人，不

过，在某些文化中，倘若时局艰难，老年群体会受到忽视甚至成
为牺牲品。有些社会推崇老年人，由于轮回之说深入人心，人们
亦相信逝者的灵魂有能力影响生者的生活，所以老年人受到严格
的法律保护。简要了解不同文化和不同时代的衰老观有助于在人
类应对衰老的历史这一大背景下摆正今人的衰老观（也包括现代
社会关于衰老的谎言）。

■ 古代埃及

从金字塔时代（约公元前 3000 年）始，埃及社会就形成了
家族生活的传统，轮回的宗教信念也深入人心。儿子有义务照料
年迈的双亲，尤其是父亲，也要负责维护他们的坟墓。活到 110
岁被视为为人平和善良的福报。人们总把衰老同疾病联系在一
起。在健康观念方面，注重用仪式性的出汗、呕吐和清肠来净化
身体。人们以"您汗出得多吗"作为日常问候语。

著于公元前 2800—2700 年的《埃德温·史密斯外科纸草文
稿》（*Edwin Smith Surgical Papyrus*）是现存最古老的医学资料之
一。它包含现存最早有文字记载的抗衰老疗法，名为"老者回春
术"。这本书记载了一种特殊药膏的配方和使用方法："此药膏
可祛除面部皱纹。涂抹于面上即可美化肌肤、祛除斑点和一切瑕
疵，消除所有岁月痕迹和肌肤缺点。"在象形文字的旁边还以科

普特文 [①] 随意地写了一条边注："经无数次使用证明有效。"

图 3-1 刻画了一个携杖的佝偻形象。这是埃及象形文字，意为"老年"或"衰老"。这是目前已知的最早的对老年人的艺术刻画。这一文稿毋庸置疑地告诉我们，自有文字记载的历史之初，人们便试着对抗衰老或阻隔衰老，因为人一旦年老就变得无精打采、没有力气。面对衰老的矛盾心理显而易见，而且在岁月的长河中反复得到印证。我们惧怕衰老。尽管说，只有死去才不会衰老，但衰老本身有时比死亡更可怕。

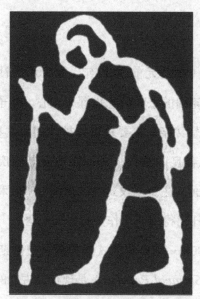

图 3-1　意指"老年"或"衰老"的埃及象形文字

资料来源：Adapted from the Edwin Smith surgical papyus, http://oi. uchicago. edu/sites/oi.uchicago. edu/files/uploads/shared/docs/oip4. pdf, page103, line9.

另一份埃及医学资料名曰《埃伯斯纸草文稿》(*Ebers Papyrus*)(约公元前1550年)，里面所记载的理论是迄今已知的解读衰老症状的最早理论。它描述了如尿频、排尿障碍等泌尿系统问题，心脏性疼痛、心悸、耳聋、眼疾以及恶性肿瘤等疾病。对于埃及人来说，"老龄性衰弱"是由"心脏的腐败"导致的。主张心脏受到某种未知过程

① 科普特语是古埃及语言发展的最末阶段。——译者注

的影响进而引发了衰老，这一理论在其他古代文化中亦有体现。

■ 古代印度

公元前 2500—1500 年的前雅利安先进文化已经开始使用公共卫生设备、水井和下水道了。公元前 1500 年的雅利安入侵导致了公共健康基础设施建设的颓败，却也开创了沿用至今的阿育吠陀医学（Ayurvedic Medicine）。阿育吠陀意为"生命科学"，主张通过饮食、锻炼、冥想和药物来净化心灵与身体。

有一位外科医生兼阿育吠陀医学教师撰写了医学著作《妙闻集》（*Sushruta Samhita*）（公元 400 年），此作集古印度思想之大成，内容不单涉及外科手术、回春术和延年之法，亦包含为死亡做好心理建设的目的。此书写道，疾病和衰老的罪魁祸首是失调。诊断疾病一靠占卜，二靠观察。此书辨别了四种类型的疾病：创伤性疾病、身体疾病（体内失衡）、精神疾病（思虑过多）以及自然疾病（衰老和身体损耗）。

■ 古代中国

在古代中国，老者广受尊重，备受推崇。自周朝以来，便形成了以道家思想为基础的养生观念——"养生之道"。它主张以"阴"和"阳"为代表的自然平衡的双重性。遵从道家思想意味着在生活中要保持适度，心态沉着，举止得体。强调通过特定的锻炼、饮食并依四季变化调整生活来达到金、木、水、火、土（五行）的平衡，以求预防疾病。

《黄帝内经》（公元前200年）将疾病原因归结为失衡，认为健康长寿是人达到了道家主张的平衡状态。一些调和的常见治疗方法沿用至今，包括针灸、草药疗法和饮食调节。某些衰老过程如听力减退亦被归为疾病。古代中国人认为，耳聪目明、神志清醒地寿终正寝才是最理想的人生结局。

■　古代希腊

总体来说，古希腊人憎恶衰老，因为他们极为珍视青春活力，而衰老则意味着青春不再。不过他们却特别优待年迈的武士、年长的哲学家和政治家。讽刺的是，那些最推崇青春活力的斯巴达人亦是最推崇长者智慧的人。在公元前7世纪，他们成立了元老院（Gerousia）来控制城邦、管理政务，元老院由两位国王和另外28名成员组成，所有成员均年逾花甲。

到了公元前6世纪，毕达哥拉斯（Pythagoras）认为四元素（土、火、风、水）及其相应的四质（干、热、冷、湿）和四季（秋、夏、春、冬）是人的四种体液（血液、黏液、黄胆汁以及黑胆汁）的构成基础，并使这一理念广为流传。这一理论的精华在于，四种体液达到平衡则身体健康，失衡则令人性情改变或引发疾病。后来，泰奥弗拉斯托斯（Theophrastus，亚里士多德逍遥学派的衣钵继承者）又将性格同四种体液联系起来，他认为：

血液多的人乐观，黏液多的人冷漠，黄胆汁多的人暴躁，黑胆汁多的人忧郁。

大约在公元前 4 世纪，希波克拉底（Hippocrates）提出了一套衰老理论，提出每个人天生的能量或活力都是有限的。每个人都以不同的速度消耗着活力，虽然可以补充能量，但它不可能完全恢复到从前的水平。因此，这一过程会循环往复，直至死亡，而其主张则是损耗导致衰老。固有能量的损耗既不是超自然力量操纵的结果，也无法停止，而是事物发展的正常过程。希波克拉底认为，人必须顺应自然，而非反其道而行之。他建议人们适度生活，保持日常活动，以达到延年益寿的目的。

约在一个世纪以后，亚里士多德（公元前 384—前 322）在他的著作《论青年与老年，论生与死，论呼吸》（*On Youth and Old Age, on Life and Death, and on Respiration*）中阐述了自己的衰老观和死亡观。他把理论建立在希波克拉底的能量中心说的基础之上。亚里士多德认为，一切生物皆有灵魂，它居住在心脏里，必须依靠自然能量的支持才能存在。灵魂是与生俱来的，拥有天生的能量，同时也需要能量才能存活于体内。生命的过程就是维持能量与灵魂的关系。亚里士多德将这一固有能量比作一团火，因为火亦需要燃料的支持。就像火有燃料耗尽或熄灭的一天，固有能量亦可被扑灭或消亡殆尽。若要继续产生能量就得加燃料，待燃料耗尽，便是残年之火熄灭之日。比起熊熊的青春之火，微弱的火焰太容易熄灭。静静地，油枯灯灭，人亦寿终正寝。

■ 古代罗马

古罗马人对世界其他地区的衰老与死亡观已经有所了解。西塞罗（Cicero，公元前106—前43）在《论老年》（*De Senectune*）中承认："当我在思考这件事情的时候，我发现衰老之所以使人痛苦是基于四个原因：首先，我们不再能有积极的成就；其次，身体不复强健如初；再次，它几乎夺走了一切形式的享受；最后，衰老的下一站便是死亡。"不过，他也认为老年人是大智大慧的源泉，同时也相信早年的稳定生活是晚年安稳的基础。

古代人在认识衰老和健康方面建树颇多，其中，古罗马医生伽林（Galen，大约生活在公元200年）的贡献达到了最高峰。究其根本，伽林将毕达哥拉斯的四种体液理论，希波克拉底、亚里士多德的内在能量理论，一神论以及灵魂理念加以融合。在伽林看来，身体是灵魂的载体，灵魂在体内依靠能量的供给，而能量又来源于四种体液。在这一生命进程中，我们逐渐脱水，体液渐渐流失。在青壮年时期，正因为脱水，我们体内的血管都会扩张，因而身体的各个部位也强壮起来，体力达到巅峰状态。然而，随着时间的流逝，身体各器官越发缺水，我们便慢慢丧失身体机能和活力。脱水还会令人消瘦，生出皱纹，四肢也变得无力，行动不再灵便。衰老是所有生物都躲不掉的宿命。当体液最终完全干涸的时候，身体赖以生存的能量之火也随之熄灭。

基督教徒、犹太教徒都接受伽林理论的哲学基础。他的衰老论集前人理论之大成，达到了前所未有的高度，而他的整个医学体系（包括衰老理论在内）延绵 1900 余年，影响深远，被奉为医学理论与实践的权威。

■ 中世纪的欧洲

中世纪（公元 500—1500）是一个极其推崇传统和教义的时代。在养生方面，人们认为最重要的是护养灵魂。随着伊斯兰教于 7 世纪在阿拉伯半岛、近东、非洲和西班牙等地区和国家的盛行，伊斯兰文化糅合了希腊古典教义，医学思想亦兼受到希腊文化、伊斯兰教、犹太教和基督教的影响。伽林的权威地位依然无人可以撼动，不但如此，基督教教堂的四处修建客观上桎梏了人们的思想意识和原创研究，这使得伽林的观点得到了进一步强化。这一时期，基督教认为人生病要么是罪有应得，被恶魔附了体，要么是施巫术的结果。因此，只允许用祈祷、忏悔和帮助圣徒的方式进行治疗。既然灵魂抚慰比药物治疗更重要，克莱蒙特会议（公元 1130 年）便禁止了僧侣行医。

与此同时，人们当然也在积极探索延年益寿的方法。中世纪的基本观点认为，随着年纪增长，人体内黏液淤积，忧思愈炽，于是无神乏力和抑郁便成了常见的老年病。在当代，治疗这种体液失衡之症的方法是谈话疗法（说点恭维话尤佳）、穿戴亮色、玩游戏和听音乐。著名伽林派医者、犹太教士、哲学家迈蒙尼德（Maimonides，1135—1204）认为，老年人应该避免纵欲，保持清洁，并定期接受医疗护理。知名学者、修道士罗杰·培根

（Roger Bacon，约 1214—1294）在《晚年的治疗与青年的保护》（*The Cure of Old Age, and Preservation of Youth*）中论述道，人类的寿命之所以有限是因为亚当和夏娃在伊甸园中犯下了原罪。他认为衰老是病理性的（同生病一样），还断定药物可以延缓衰老却无法治愈衰老。培根认为，长寿的秘诀是控制饮食、适当休息、锻炼、节制、干净卫生以及吸入年轻处子呼出的气。

■ 欧洲文艺复兴之初

在脱离中世纪经院哲学（推崇教堂传统和教义）之后，欧洲的文艺复兴让人文主义得以新生，把关注焦点从神转移到了人身上。文艺复兴初期，高等学府逐渐增多，医学院也在巴黎、博洛尼亚、牛津、蒙彼利埃和帕多瓦得以设立。人的平均寿命也渐渐得到延长。由于长寿之人不再如从前那般罕见，人们自然也越来越关注衰老问题。

意大利医生加布里埃尔·泽尔比（Gabriele Zerbi，1455—1505）著有《老年的影响》（*Gerontocomia*，1499）一书，这是第一本关于老年医学和老年人护理的专著。全书共有 57 个章节，致力于探讨延缓衰老的方法。泽尔比对伽林的贡献进行了总结，并罗列了 300 种疾病。他认为，唯有对衰老展开针对性的研究才能延缓这些病症。

路易吉·科尔纳罗（Luigi Cornaro，1464—1566）是威尼斯贵族，35 岁那年，酗酒和叛逆的生活击垮了他的健康。后来，他险些命丧黄泉，时年 40 岁的他开始控制饮食中的热量，每天吃 340 克的食物，饮 409 毫升的新鲜葡萄酒。83 岁时，他著成《通向健康长寿的不二法则》（*Certain Methods of Attaining a Long and Healthful Life*）一书。这本书主张节制、锻炼和控制饮食，成了经典著作，出版了一百余个版本（或许得益于作者自身的超长寿命）。本杰明·富兰克林亦为此作写了好几条评论。

既是医生又是神秘主义者的帕拉塞尔苏斯（Paracelsus，1493—1541）另辟蹊径，宣扬身体每个部位都有灵魂。他认为生命如同一团火，可以被延长，但这样做有违基督教精神。他将衰老比作金属上的锈迹（氧化的化学反应），并认为衰老可以通过营养、地理环境的改变和摄入神秘物质得以延缓。

■ 科学时代

16 世纪，人类进入了科学时代，社会对实验验证的需求日益增加。到了 17 和 18 世纪，随着化学、解剖学、生理学和病理学的发展，在衰老话题上，科学家有了日益权威的话语权。

来自英格兰利奇菲尔德的医生，约翰·弗洛耶爵士（John Floyer，1649—1734）提出了脉搏这一生命体征，他亦是用英语著述老年医学的第一人，著有《伽林派老年保健术》（*Medicina Gerocomica*）一书。弗洛耶提出生活要节制，建议根据人的性情来洗热水或冷水浴。说来也巧，他的家乡就有几处知名的冷热水疗浴场。100 余年后，弗洛耶的著作被法国伟大的医生让·马丁·沙可（Jean-Matin Charcot，1825—1893）奉为现代老年医学的开篇之作。

工业革命为人类的生理机能和衰老带来了机械论理论框架。查尔斯·达尔文的祖父，同样来自利奇菲尔德的伊拉斯谟斯·达尔文（Erasmus Darwin，1731—1802）提出衰老是丧失感应性，事物感知功能衰退的结果。《独立宣言》的签署者之一，被誉为精神病学之父的本杰明·拉什（Benjamin Rush，1745—1813）著有《老年身心状态录》（*Account of the State of the Body and Mind in Old Age*）和《老年疾病与治疗之我见》（*with Observations of Its Diseases and Their Remedies*）。拉什相信人之所以会死是因为疾病而非衰老，认为衰老本身并不是一种病。

克里斯托弗·胡弗兰（Christoph Hufeland，1762—1836）广为流传的活力论文章在德国引发了一场长寿运动，人们的态度随之乐观起来。他认为生命力能够不断新生，可能因外在条件而变得脆弱或强健。因此，只要增强生命力、强健身体器官、放缓消耗或优化再生能力，就可以延长寿命。不过，这种延长并不是无限的，因为该理论认为衰老会让身体干涸，体液减少、变酸，血管也越来越窄，导致身体越来越像泥土。

■ 18 世纪末 19 世纪初

在这一时期，衰老研究从理性的科学方法中获益良多。布克哈德·塞勒（Burkhard Seiler，1779—1843）在尸体解剖的基础上，于德国出版了一本老年人体解剖学著作。卡尔·康斯塔特（Carl Canstatt，1807—1850）和勒内 - 克洛维斯·普吕（René-Clovis Prus，1793）分别在德国和法国同时出版了著作，系统地论述了老年疾病。让 - 马丁·沙可在收诊了两三千名老年人的皮提耶萨尔佩特尔医院（Pitié-Salpêtrière Hospital）工作。沙可做了许多老年专题讲座，这些内容于 1867 年得以出版。他特别强调衰老与疾病的区别、衰老的个体差异以及纵向随访的重要性。

后来，查尔斯·达尔文于 1859 年出版了《物种起源》（*On the Origin of Species*），提出了影响深远的自然选择学说。这一著作及其之后的著作认为，衰老的命运并不是上帝塞给人类的，而是自然选择的副作用，是可以操控的。

■ 19 世纪末 20 世纪初

随着达尔文自然选择说的出版，人们越来越确信衰老的原因只有一个，也相信抵御衰老的方法只有一个。于是，人们便开始寻找这唯一的方法。现代搜寻方法的好处在于，理论可以接受检验，或被证实，或被摒弃。人们提出了各种各样的"衰老说"，如性腺退化、体内物质的毒素（自体中毒）、动脉硬化以及代谢功能减退。在这些先驱者之中，有一位名叫夏尔 - 爱德华·布朗 - 色夸（Charles-Édouard Brown, Séquard）的神经病理学家在脊髓生理机能的研究方面建树颇多。晚年时，他提倡注射豚鼠和绵羊的睾丸提取物（没有持续效果）。艾利·梅契尼可夫（Elie

Metchnikoff，1845—1916）从肠道菌群中引入了自体中毒的概念，并于 1908 年与保罗·埃尔利希（Paul Ehrlich）一同获得了诺贝尔奖。

伊格纳兹·纳歇尔（Ignatz Nascher，1863—1929）是老年医学之父。这位出生于维也纳的美国人在攻读医学的时候就对老年医学产生了兴趣。他借用 geras（老年）和 iatrikos（"与医生有关的"）两个词，发明了"老年医学（Geriatrics）"这一术语，为老年群体提供了与儿童群体的儿科学相对应的概念。1909 年，他创立了老年医学这一医学学科；1912 年，他在纽约成立了老年医学协会；1914 年，他出版了著作《老年医学》（*Geriatrics*）。

■ 小结

回顾历史，我们看到了三种波澜壮阔的思潮。从远古时代至 16 世纪，我们了解了希波克拉底、西塞罗、伽林和科尔纳罗的个人洞见；17 世纪到 19 世纪，沙可等人发表了以临床为基础的言论。最后，我们还拥有以寿命为标准变量的现代科学时代。

THE ART AND SCIENCE OF AGING WELL

第 4 章

我们为什么会变老

尽管我对生活的了解越来越少，我对它的热爱却愈发炽烈。

——儒勒·列那尔（Jules Renard）

你不是因为老了才笑不出来，是因为你笑不出来才真正老了。

——乔治·萧伯纳（George Bernard Shaw）

正如我们看到的，无论是远古时期还是不太久远的近代，人们一直都致力于找寻衰老的原因和抵御衰老的良方。有些古代理论表现出惊人的先见之明，有些则荒诞不经，引人发笑。时至今日，在探讨此事之前，我必须承认，我们现在所秉持的世界观亦非真理，它只是我们在了解世界的运行方式之后做出的最适合的推测。科学永远没有尽头，所以，人类对衰老问题的解读也会不断更新。

漫漫人生路上，人会经历一系列生理、心理和灵魂的变化，晚年虽是人生的最后阶段，但在很大意义上却也是人生的高潮。在竭尽所能揭开衰老神秘面纱的过程中，我们将能够正视现实，为前方的旅程而努力强健自己的身心和灵魂。

在过去的 100 年里，科学家在探索衰老机制时总停留在关注分子、细胞、器官和社会组织层面。这些理论无一能对观测到的现象做出解释，但每一个理论都包含着令人好奇的线索。主流思潮有二：其一认为衰老主要是由人的遗传密码所预设的变化引起的；其二主张衰老究其根本是由活着这一行为本身所导致的。在生命过程中，我们自身的身体进程和外部环境会让基因、细胞以及组织的机能产生变化。事实真相也许既有遗传因素也有非遗传因素。

■ 基因编程

几乎没有人会怀疑遗传机制对衰老所产生的影响。不同物种的寿命天差地别，即便是同一物种，若其品种不同，寿命长短也会呈现出明显的差异。这表明，相对而言，在衰老过程中基因所起的作用也许并不多。以狗为例，诺维奇小猎犬的寿命差不多比苏格兰猎鹿犬长出一倍。

有几种极为罕见的基因病似乎会加速衰老，这也是基因影响衰老的佐证。有一组基因病被称为早衰障碍（Progeria and Progeroid Disorders），词汇源于希腊语，意指过早衰老。患此症者出生时并无异状，但很快便有脱发、长皱纹、出现心脏疾病、视力减退等症状。十八九岁便老态龙钟。究其根源，是由于LMNA基因单一突变，产生了一种限制细胞分裂的异常蛋白质（有人称之为早衰蛋白）所导致的。某些衰老细胞会激发早衰蛋白，有人据此猜测它与正常衰老亦脱不了干系。

会加速衰老的还有另一种基因病，名为沃纳综合征（Werner Syndrome）。患者自十八九岁开始迅速衰老，症状有少年白头、白内障、皮肤萎缩、过早冠状动脉粥样硬化以及脱发。大多数患者活到四十八九岁或五十岁出头时，WRN 基因在 8 号染色体上发生突变。这条单一基因突变所带来的净影响是降低了受损DNA 的修复（详见下文）。

一般来说，基因决定了人类健康的巅峰状态是在性成熟时。然后，待这繁殖阶段过后，健康状况会逐渐下降，直至死亡。可是，这虽适用于整个人体，但是否适用于单个细胞呢？这些细胞是否也有自己的寿命？如果说基因决定了我们要经历衰老和死亡，那么，这一过程在细胞层面是如何起作用的？

在 19 世纪初期，诺贝尔奖得主亚历克西斯·卡雷尔（Alexis Carrel）凭借自己强势的性格主宰了科学思想几十年，他宣扬细胞不死论，其证据是一组鸡胚胎的心脏培养细胞，这些细胞能够存活 20 余年，比正常鸡的寿命还要长。这种现象也多见于人类的癌细胞，癌细胞不仅能存活数十年，还可以无休止地分裂下去。

细胞不死论终结于 1965 年。在这一年，李奥纳多·海弗利克（Leonard Hayflick）证明了正常细胞的分裂能力是有极限的（大约 50 次细胞分裂）。当到达这一极限时，细胞要么凋亡，要么进入衰老期——具有代谢功能却不能复制。细胞利用位于DNA 链的两端名为端粒的重复序列记录着细胞分裂的数量，端粒就像鞋带两端的金属头。除去标示 DNA 链的终结，端粒似乎并不具备遗传功能。你可以这样想，它们就像一个句子末尾挂着的 50 个句号。DNA 每经历一次复制，它的两条 DNA 链便会产生并不完全连在一起的双重螺旋结构。DNA 链会去掉引物产生一小段空缺，故端粒会缩短。当端粒随每一次连续复制而变短时，DNA 链的细胞最终将不再分裂。

将端粒自然缩短的现象说得复杂些，其实端粒可以被"人为地"延长或缩短。譬如，癌细胞通常都具备保持端粒长度的机制，导致肿瘤无限制地生长。其中有一种名为端粒酶的机制，它是一种能够延长端粒的复合酶，在约 90% 的肿瘤中表现出较高活性。端粒亦会因受到自由基的氧化过激作用而变短（详见下文）。其实，自由基所造成的损害比细胞分裂次数更能决定端粒的长度。压力也可能是一个因素：长期受压力困扰的人，其端粒的长度只有无压力的人的 1/2。炎症和缺乏维生素 D 同样会缩短端粒的长度。

尽管我们已经知道细胞可以通过端粒的长度了解剩余分裂次数，但这一过程给整个人体的机能所带来的影响还非常模糊。有人宣称端粒长度同关节炎、痴呆症、骨质疏松、心脏病以及寿命长短有关，但现有的证据并不足以为这些主张提供有力的支撑。此外，在人体两个最高产的干细胞制造工厂（一个在肠道中，另一个在骨髓里）中并没有细胞衰竭的证据。同时，在 38 岁至 100 岁的人中，端粒长度同他们的血液成分没有任何关系。换言之，你并不能通过测量端粒长度知道一个人的实际年龄。而且，在生命过程中，大多数明显受衰老影响的系统，如神经系统、视力、听力、肌肉、骨骼以及皮肤根本不会产生细胞分裂。

于是，我们也许能据此得出结论：衰老和寿命可能与基因存在某些关联，我们也切实明白，端粒长度影响着单个细胞的寿命。然而，对于遗传和端粒长度通过何种方式对人体衰老造成实际影响，我们还不甚了解。以现有的知识，若妄图以操控端粒长度来控制衰老，那么，我们所投入的时间和金钱未必能得到回报。

■ DNA 的损伤与修复

在衰老问题上，DNA 很有可能间接地起着某种作用，因为它在生命进程中也遭受着损伤，而这种损伤最终会变得有害。一些元素会通过改变 DNA 的序列（改变、移走或删除 DNA 片段）来对其造成损伤，如紫外线和氧自由基。不仅如此，制造 DNA 的细胞机器有时也会犯错。细胞机器每天要在人体中复制 7000 万个细胞，偶然出现 DNA 复制错误也可以理解。如果任由 DNA 损伤增长，遗传机制便会崩溃，产生异常蛋白质及其他细胞成分，反过来导致人体组织和器官的功能弱化或丧失。线粒体（有细胞"动力工厂"之称）里的 DNA 较为暴露，特别容易受损，导致能量产量的降低和细胞效率及功能的减退。缺少细胞能量可能是衰老及几种慢性疾病的潜在特征。

长期以来，我们已经形成了几种识别和修复 DNA 损伤的防御系统。每个人的 DNA 修复率在细胞之间都存在差异，例如，有些管控细胞生长的基因就更容易被修复。DNA 修复能力似乎与衰老有关。举例而言，比较生物学家发现，DNA 修复能力与物种的寿命存在直接关联：DNA 修复的效率越高，寿命就越长。

反过来，研究者在一些癌症家族中发现了损害 DNA 修复的基因突变现象。

上文提到，减弱的 DNA 修复是一些疾病的病征，它同所谓的加速衰老有关。例如，在罕见的沃纳综合征中，一个单基因缺陷便影响了 DNA 复制，导致端粒比正常情况下短得多。患者身上会出现头发早白、脱发、皮肤萎缩、白内障、动脉粥样硬化、癌症、糖尿病以及其他与衰老有关的变化。这一基因缺陷引发许多类似衰老变化的事实表明，受损的 DNA 修复机制可能也是导致健康人衰老的元凶之一。

P53 基因的平衡作用

一种名为 P53 的 DNA 修复基因阐释了许多人体内部过程的平衡作用。它极为重要，负责管控细胞周期，并且筛查可能导致问题的基因突变（错误）。一旦发现错误，P53 便会启动 DNA 修复进程，让细胞周期变缓或停滞，以便为修复留出时间。假如这一损伤过于严重，它便会启动细胞死亡进程（细胞凋亡）。P53 通过这种方式来保证细胞正常繁殖并防止异常细胞扩散。P53 在正常情况下并不活跃，可一旦出现问题，它总是"随叫随到"。由于它在保护人体 DNA 方面发挥着至关重要的作用，它赢得了"基因组守护神"的美名。

当然，凡事皆有两面性。P53 基因再**活跃**也会出问题。在这种情况下，细胞生长和修复减少，细胞更易受损，干细胞遭到抑制，衰老进程加速。在衰老的过程中，我们的干细胞更容易受到氧化应激的伤害，这反而让 P53 成了细胞生长和修复的更大威胁。此外，如果 P53 自身有缺陷，它不但不能有效地控制细胞复制，反而会引发额外的遗传误差。作为细胞周期正常管控的漏网之鱼，癌细胞可能就是这样产生的。人类所患的大多数癌症都包含缺陷性 P53 基因。讽刺的是，能逃脱正常衰老宿命而长生不老的细胞都是恶性的。

去乙酰化酶的作用

去乙酰化酶（Sirtuin）也是一种通过管控细胞生长、死亡以及细胞抗压能力来影响衰老的蛋白。在使用酵素的实验中，刺激产生去乙酰化酶的基因能直接延缓微生物的衰老，并延长其寿命。几乎一切高级生物体内都有去乙酰化酶，它们负责确保受损的 DNA 不再繁殖、基因突变不再增长。在履行职责时，它们会通过延缓打包进程来减少 DNA 复制的错误。热量控制和热休克蛋白（Heat Shock Protein）似乎能激活去乙酰化酶基因，而在红酒、玛斯克汀葡萄、蓝莓、花生和日本紫菀中发现的化合物白藜芦醇亦有此作用。

■ 自由基

化学里有一个老掉牙的笑话：两个氧原子沿街走着，其中一个氧原子停下脚步，说道："我的天，我感觉更像自由基了。我好像掉了一个电子！""你确定吗？"他的同伴问道。"是呀，"

那个氧原子回答，"我确定 ①。"

导致人类衰老的因素众多，不如先撇开 DNA 和基因组，来探究对人的一生中影响力愈发强烈的其他因素。这些因素（包括自然发生的身体过程和外界环境的接触）对我们的生物功能所造成的影响是多方面的，不但影响基因，还会影响基因表达的方式。我们的第一个讨论对象是自由基。

人体里的每一个细胞都需要氧才能存活。但同时，对于人体的细胞而言，某些形式的氧是有毒的，会导致大量细胞受损，我们认为这同衰老有关。氧到底是维持生命的能量还是威胁生命的破坏者，这得由人体细胞处理这些氧的方式来决定。人体与氧的许多互动发生在人体细胞内部名为线粒体的微小结构之中。线粒体就像一个个小小的发电站，通过消耗氧和脂肪或糖分来产生能量以维持细胞活力。在此过程的某个阶段，线粒体让两个氢原子同氧结合形成水。尽管这一化学过程通常被控制得很好，但有时也会出错，偶尔会出现一种不幸的副作用，产生一种名为自由基的有毒的氧"污染物"。

自由基是一种微粒，它的某个或多个原子失去了一个电子。由于电子成对时的稳定性要高得多，所以仅有一个电子的氧原子（一个自由基）会"厚脸皮"地就近偷一个电子。这会形成另一个不稳定的微粒（即原自由基的受害者），然后它会急切地加入其他微粒，这种化学连锁反应被称为氧化。在某些情况下，这些

---

① 原文 positive 既有"确定"也有"阳性"之意。——译者注

氧化反应对人体的健康有益。譬如，我们的白血球细胞会释放出自由基以杀死致病细菌。但是，倘若不加以控制，自由基就会对蛋白、细胞膜以及 DNA 造成广泛的伤害。

线粒体是自由基产生的主要部位，因此也是氧化损伤的主要位置。随着线粒体受损日益严重，它们所产生的能量越来越少，自由基却越来越多，形成恶性循环。最后，这一扩大的损伤终会伤及细胞，令其开始丧失功能，这便可以解释许多衰老所带来的变化了。曾于壳牌石油公司研究石油工业"自由基理论"的化学家，德罕·哈曼（Denham Harman）医生于 1956 年首次提出了自由基氧化理论，表明自由基及其所造成的损害与衰老、恶性肿瘤、阿尔茨海默病、帕金森病、精神分裂症、某些肌肉疾病、白内障、耳聋以及心血管疾病有关。除了人体自然产生的自由基，我们所处的环境中也有自由基，如太阳、制造业污染物、吸烟及其他。

幸运的是，一些抗氧化的化学物质能够压制自由基并将其伤害降到最低。β - 胡萝卜素，维生素 C 和维生素 E 以及以超氧化物歧化酶（SOD）、过氧化氢酶、谷胱甘肽过氧物酶为代表的细胞酶就在此列。许多哺乳动物的寿命最大值同其抗氧化 SOD 的相对产量直接相关，抗氧化 SOD 能将氧自由基转变为正常的氧和水。经培养不能产生 SOD 的老鼠出现了寿命缩短的现象，它们也更容易患上肝癌等恶性疾病以及白内障和肌肉流失等功能退化症。在人体上，如果负责产生 SOD 的基因发生突变，那么就会导致肌萎缩性脊髓侧索硬化症（Amyotrophic Lateral Sclerosis，

又名路格里克氏病）。在果蝇身上，加入额外的 SOD 基因可为其
延长 30% 的寿命。长寿的线虫本身已表现出明显的 SOD 基因优
势，科学家还可以通过往其生长介质中增加人造抗氧化物来进一
步延长线虫的寿命。然而，已在衰老遗传学方面取得许多成绩的
蠕虫研究却没有显示出 SOD 有任何延长寿命的属性。没有永远
完美的防御，有些自由基的损害是无法避免的，这终将导致细胞
的衰老和凋亡。而人类在对抗自由基方面所做出的努力（如遵循
富含抗氧化物的饮食习惯或补充抗氧化剂）究竟能否减少疾病，
益寿延年，这仍是未解之谜。

■ 晚期糖基化终末产物

晚期糖基化终末产物（Advanced Glycation End Products，其
缩写形式 AGE 更为人所熟知）也是一种导致衰老的非遗传基因
因素。当血液中的葡萄糖和其他糖分通过一个名为糖基化的化学
过程直接附着在血液蛋白上的时候，AGE 便会生成。我们可以
把人体的结缔组织想象成一系列平行排列着的整齐的绳子。当糖
分附着在血液蛋白上的时候，结缔组织就像一圈圈麻绳，在绳子
的连接处形成疙瘩和褶皱。晚期糖基化终末产物就是这一交叉耦
合现象的产物。日久年深，AGE 越来越多，就开始做坏事，对
人体周身造成损伤。糖基化和氧化具有相关性，因为自由基和蛋
白交联似乎能够加快彼此的形成。

人体中几乎所有类型的细胞和分子都逃脱不了 AGE 的影响，

因此，AGE 被视作导致衰老以及动脉粥样硬化、糖尿病、骨关节炎、冠状动脉病、外周神经病变等慢性疾病的元凶。交联在一起的蛋白会失去弹性，变得又硬又浑浊。这一过程或许可以解释一些衰老带来的身体变化。举例而言，同葡萄糖结合后，结缔组织胶原蛋白变得僵硬，会导致白内障和动脉硬化。AGE 还会引起几种类型的痴呆症、几种类型的肾脏疾病以及糖尿病的血管和神经系统并发症。实际上，与 AGE 相关的糖尿病并发症与衰老的关系非常密切，因此，糖尿病有时也被视作迅速老化的一种模式。

你的血糖越高，你体内所产生的 AGE 自然也越多。AGE 也被用作食物添加剂来改善食物的味道和外观。许多食品里都含有AGE，如烤肉、甜甜圈、酱料、蛋糕和焦糖色软饮料。一些名为巨噬细胞的白细胞具备帮助人体分解 AGE 的特殊受体。之后，这些被分解的 AGE 被释放到血液里，经由肾脏被排泄到尿液中。但是 AGE 分解后的产物同样具有生理活性，会导致额外的损伤，尤其是对肾脏。由 AGE 分解产物造成的肾脏损伤会降低之后尿路对 AGE 的清理，形成恶性循环，对肾脏造成更大伤害。当我们逐渐老去，巨噬细胞和肾脏的功能会进一步退化，从而加重这一过程。科学家正在研究几种能阻止 AGE 形成或增强 AGE 分解、清除的化合物。

■ 热休克蛋白

除了加速衰老的因素增多，我们还必须考虑减缓衰老的因素的退化。热休克蛋白（Heat Shock Protein，缩写为 HSP）的自然衰退就是一个例子。所有生物体都有热休克蛋白，当细胞接触到如脱水、饥饿、缺氧、感染、炎症、毒素、锻炼等刺激或心理压力的时候，就会产生 HSP。这一名字源于对果蝇的观察，面对不足以致命的热量，果蝇体内会产生 HSP，它给果蝇以能够经受更大的热环境考验的耐力。

HSP 具备好几种功能，但最主要的是提升细胞自我修复的能力。譬如，HSP 就像"伴侣"蛋白一样，帮助新生蛋白挤进适合自己的立体形状并帮助它们在细胞中找到自己的位置。HSP 还能履行管家的功能，让衰老或受损的蛋白进行分解和再生。HSP 在恶性肿瘤细胞中表达强烈，是癌细胞赖以存活的根本。在正常的细胞中，HSP 的应对活力同年龄有关，较之年轻细胞，较老的细胞的 HSP 产量明显下降。HSP 在肌肉收缩、应激激素调节、免疫应答以及恶性肿瘤的发展方面也发挥着重要作用，这进一步证实了它们同衰老所带来的变化之间的联系。

■ 激素

激素在人生的许多阶段都扮演着至关重要的角色。但是，激素因素究竟如何操控人体的衰老仍未可知。"激素"这一术语源自希腊语，意为"动力"。激素是强有力的化学信使，操控着多种组织和器官的功能，参与生殖、生长、修复、新陈代谢和免疫应答机制。同时，激素还调节着人体的生理节奏，并对人体内部和外部的刺激做出反应。

激素对思维和身体存在强烈影响，这一点我们都熟知。在告别童年，踏入青春期以及进入之后的人生阶段（例如女性进入更年期）的时候，我们可以看到、感觉到自己身体的变化。有一些激素，如生长激素、雌性激素、睾丸激素和褪黑激素会随人体的衰老而衰退，然而，这些激素的衰退同衰老存在怎样的联系仍是未解之谜。

激素还能促进生长和修复。激素生长因素似乎在延长线虫寿命方面起到了一些作用：在实验中，科学家通过制造能产生名为胰岛素样生长因子的荷尔蒙的突变延长了线虫的寿命。但在此我要重申一遍，此类激素在人类衰老和寿命上所起到的作用尚不明确。

激素替代疗法怎么样

有一些激素会在衰老过程中自然减少。尽管我们已经对此论题开展了数十年的研究，但在抵御衰老方面，激素替代疗法仍是一种不明确的、有争议的方法。

在衰老的过程中，男性所产生的睾丸素越来越少，因此对激素替代疗法（Hormone Replacement Therapy）趋之若鹜。虽然睾丸素极少的男性可以通过替代疗法将其恢复到正常范围，但是，提高睾丸素对于正常老年男性的益处尚无确切证据可证明。反而有研究表明，补充睾丸素可能会增加心脏病、中风以及血凝的风险。

同样不明确的还有针对绝经女性的雌激素替代疗法

（Estrogen Replacement Therapy）。人类的卵巢大约在 55 岁的时候停止产生卵子，此后雌激素的水平会急速下降。一开始，早在 20 世纪七八十年代就有证据表明激素取代疗法可以降低女性罹患心脏病、直肠癌、骨质疏松症以及其他衰老病症。然而，2002 年第一组长期随机安慰剂对照临床实验（the first major randomized placebo-controlled clinical trial），也就是美国国立卫生研究院的"妇女健康倡议"（Women's Health Initiative）研究结果表明，应用雌激素和黄体酮的女性的中风、痴呆症、心脏病、血凝和乳腺癌的患病率都比普通女性高。雌激素替代疗法的确表现出减少骨折风险的效果，而在更年期应用短期的雌激素替代疗法似乎也可防止潮热和脂肪重新分布。

这些结果之所以令人困惑，引发争议，有部分原因在于雌激素分为好几种。从孕期的马尿中获取的马雌激素被广泛应用于早期激素替代疗法研究中，它具备与人类卵巢中产生的天然雌激素相异的生理特征。例如，较之人类的雌激素，马的雌激素导致血凝的机会要大得多。此外，如果口服这种雌激素，使得它在进入总循环之前经由肝脏处理，那么，比起皮肤小范围接触雌激素（先避开了肝脏），严重血凝的发生率将飙升 3 倍。单凭现在所积累的证据，我们完全不知道人类激素替代疗法是否利大于弊。

某些激素替代疗法显然更接近宣传炒作而不是现实，所以谨慎为妙。1990 年，内分泌学家丹尼尔·拉德曼（Daniel Rudman）在《新英格兰医学杂志》（New England Journal of Medicine）提到了一项由 12 位男性接受重组人生长素（rHGH）注射的研究。

与对照组的 9 位男性相比，rHGH 组的骨密度更大、体脂肪有所减少、去脂体重亦有所增加。媒体把这些发现解读为抗衰老的效果，催生了一个价值数十亿的产业，把 rHGH 当作抗衰老的"解药"提供给从事举重训练的人。而最近的研究显示，rHGH 对老年人的主要功效可能是增加肌肉的水分含量而不是提升肌肉力量或有氧代谢能力。尽管有运动员企图通过使用 rHGH 来躲避反兴奋剂规定，但是，并没有有力证据表明 rHGH 能够提高体能。在接受实验的动物身上，成长激素缺乏同长寿有关，而过量则可能缩短寿命——显然达不到补充剂狂热者所期待的长寿。对于不缺乏生长激素的人来说，使用 rHGH 补充剂会增加糖尿病、外周性水肿、高血压、心衰、关节疼痛和腕管综合征的风险。

■ 重点：衰老是如何适应进化的

迄今为止，本章所讨论的一直是衰老的细胞机制——导致我们衰老的是基因因素以及时间为我们的 DNA、细胞和身体所带来的变化。假如从一个更广阔的角度审视人"为什么"衰老，我们终将论及一个因素，它能回答生物学里许多的"为什么"，它就是进化。

关于衰老的进化作用，最早可查到的是 19 世纪 60 年代拉塞尔·华莱士（Alfred Russel Wallace）和查尔斯·达尔文发表的关于自然选择的论文。他们把衰老视作一个物种特征，就像斑马身上的条纹，并且每一个物种都有自己的寿命极限。如今，我们已经知道衰老不像其他生理过程，并不是被嵌入基因里的，但是基因和其他进化力量肯定在起作用。

进化压力的丧失

1952 年，彼得·梅达瓦（Peter Medawar）爵士出版了论说衰老进化问题的《生物学未解之谜》（*An Unsolved Problem of Biology*）。在此作中，他提出了一种观点，认为当动物衰老时会丧失进化压力。他的观点暗示了，为提高年轻一代（那些还要生育繁殖的动物）的适应力，做些适应活动是有益的，即便这些适应活动会招致不良影响，甚至一旦过了繁殖黄金期便会死亡。单纯从进化的角度讲，单个老年成员的死亡通常不会对物种的生存造成不利影响。因此进化压力有助于基因的发展，其负面影响会被延迟到生殖以后才显现出来，并且随着年龄的增长，自然选择的影响也会减退。

进化压力的影响取决于生态龛位的需求。举例而言，对于在捕食者面前艰难求生的动物而言，严峻的生存压力有助于动物进化出迅速繁殖大量幼崽的能力，如兔子和老鼠。反言之，进化压力较轻的环境，例如，因为栖息地、体型大小、速度或飞行能力而较少被捕食则可能引起较低的繁殖量，而老年成员给这一物种所带来的价值也会相应增加（如养育年轻成员）。

一次性体细胞理论

1977 年，生物学家汤姆·柯克伍德（Tom Kirkwood）提出了"一次性体细胞"（或曰躯体说）理论。这一理论并未关注基因决定的衰老或长寿问题，而主要讨论活着需要大量能量和资源这一事实。由于能量是有限的，细胞和生物体都要在自我维持和生殖方面消耗能量。如果由捕食者、感染疾病、意外或饥饿所导致的死亡率很高，那么，把宝贵的资源用于 DNA 修复、抗氧化防御或蛋白质转换来维持身体健壮则毫无道理。于是便有了生物体的进化，使维持身体的能量足够它们活到生育之后，却不足以支撑它们无限期地活下去。

关注能量与资源的一次性体细胞理论有助于解释不同物种之间的寿命差异。容易因外部因素（如捕食压力过高）而死亡的物种自然会把能量更多地消耗在迅速繁殖而不是细胞维护之上。按照这个理论，由于此类物种极少消耗能量去修复身体，那么，在自然衰老的条件下，它们的寿命就相对较短。实验数据和比较生物学的野外研究结果亦证实了这一理论。凭借适应力来降低外在死亡率的动物往往活得更长。这一差异也见于同一物种中的不同种群。细胞生物学家史蒂芬·奥斯塔德（Steven Austad）发现，比起生活在内地（因捕食而丧生的风险极高）的同类，弗吉尼亚州那些生活在岛上的负鼠意外死亡率较低，因而衰老得更慢。尚无证据证明其他环境因素（如寄生物传染、疾病或食物不足）能导致这一差异。

热量限制能延长实验动物寿命这一观察结果进一步支持了一次性体细胞理论。热量限制会把正常情况下分配给生长和生殖的能量转移到修复和维持上，这是有道理的。在野外，由于挨饿的威胁时时都在，故导致生物做出适应性反应。在缺少食物的时候，由于幼崽面临存活威胁，生育也会减少。能量会被用于维持自身生存，以等待食物较为充足、繁殖率较高的时期。

种群动态

最近，进化生物学家乔书亚·密特尔道夫（Joshua Mitteldorf）为衰老贡献了一种以种群动态为基础的人口理论。他假定个体层次上的自然选择会不可改变地推高出生率，直到种群的增长速度达到生态系统恢复速度的 3 倍。届时必定会导致混乱的种群动态。个体的选择无法应对这一群体问题。随之而来的是愈发频繁的种群灭绝现象，使得个体选择被压制，增长速度被限制，生态系统恢复到较为稳定的状态。衰老是为融入这一环境体系而出现的一种适应活动。衰老是物种掌控自身死亡率、减少剧烈变动以避免灭绝的一种机制。衰老、繁殖限制和捕食限制有助于种群数量的稳步增长。

如果一个人到老都看不到自己身体的力量与美，那真是一种耻辱。

——苏格拉底

　　我的祖母自 60 岁起日行 8 千米，如今她已 97 岁高龄，我们也搞不清楚她走到哪里去了。

——艾伦·德詹尼斯（Ellen DeGeneres）

优雅老去的秘诀 2
锻炼身体

　　我们的身体将来要为年老的我们提供安置之所。它会是什么样？功能尚好吗？我们还将具备哪些能力？这些问题没有确切答案，但是，所有人都必须面对一个事实，那就是随着时间的推移，我们都会不可逆转地改变。虽然说个体衰老的生理表现大相径庭，但在变老的过程中，我们的身高、身体成分、皮肤、毛发、肌肉等各方面都会渐渐变化。就那则寓言故事而言，对于马匹、马车、车夫和车主来说，锻炼身体就是对马车的维护。

对人类而言，生命在于运动。人类的身体就是为了活动而生的，如果没有适当的刺激，能量资源就会被分配到别处，人就会变得脆弱，遭受氧自由基带来的更多伤害，更易患上慢性疾病。通过规律而适当的运动，我们可以在生物化学层面上改变自己衰老的速度。规律的锻炼还能起到改善心情、提高能量水平以及建立自信心的作用。通过减少慢性应激以及应对压力的生化反应，可以延迟罹患慢性疾病，并将发病概率降到最低。

体育活动是关键，因为如果不锻炼，身体就会失灵。这不仅仅是强身健体的问题——我们必须保持身体健康。无论何时开始锻炼都不迟，有记载表明，连耄耋老人也因此而大大改善了健康状况。除非生命即将结束，否则衰老未必意味着体能的大幅下降。

饮食习惯对晚年的健康和活动影响亦不可谓不大。益寿的饮食习惯不少，对于应该吃什么，答案也并不单一。不过，遵循几条重要的饮食准则既有助于避免营养不良，又能让我们继续从食物中获取愉悦和满足。健康均衡的饮食再加上锻炼是我们把控自身衰老、积极过好晚年生活的重要方法之一。

第 5 章

我们的身体是如何老化的

只要都坐着，年轻人和老年人就没什么区别。

——马克·吐温（Mark Twain）

老年时光就如同世界上最伟大、最老牌的纺织工……他的工厂是一个神秘之所，工作起来悄无声息，他的双手就像是消音器。

——查尔斯·狄更斯（Charles Dickens）

在不得病的情况下正常老去是一个非常理想的过程。从生理学角度来讲，衰老其实是对器官系统以及人体天生自我修复力缓慢而稳定的侵蚀。许多时候，这种侵蚀只有在作用力或压力最大的时期才显现出来，而很多人只是正常地过着日子，安稳地步入老年。

既然没有人能长生不死，那么，我们总体的目标就是要让身体保持工作状态，直到一切都崩塌的生命最后一刻。最终，身体会到达一个临界点（通常在年纪极大的时候），此时，小问题不再能被克服，会导致人在较短的时间内死亡。例如，尿路感染对于一位大学生而言只是一个小麻烦，但对于 85 岁的老人来说可能就是严重衰退的先兆。因此，一个正常衰老的健康人通常只会在生命的最后一个阶段经历重病和衰弱。这种理想的衰老过程亦有例外，由糖尿病、心血管疾病或癌症等疾病引发的结果就是代表。

本章探讨衰老的身体会产生哪些主要生理变化。有些变化可能会影响别人对你的看法或你的自我认知，但除此以外对你的生命质量毫无影响。有些变化会给你带来不适或不便，但如果你愿意调整也是可控的。其他变化会给你的生命质量带来更为实质性的冲击。在此基础上，接下来的几个章节将探讨锻炼身体如何（以及为何）能帮助你在生命结束之前维持活力和独立性。

■ 身高的变化

我们在衰老的过程中身高都会缩水，不过开始的年纪和缩水的速度差异巨大。平均而言，大多数人到 80 岁的时候身高会减少 5 厘米。有些人是躯干变短，这是因为姿势、椎骨发生变化、脊柱前弯以及椎间盘受压导致的。腿部和足部的变化也会导致身高缩水，包括髋骨和膝盖的弯曲度增加，四肢关节空间变窄以及足弓变平。

■ 身体成分的变化

衰老会给身体成分和组织的结构要素带来重大变化。从 25 岁到 75 岁，假设体重不变，人的体脂率平均从 14% 增加至 30%。假如我们在这 25 年间体重有所增加，那么增加的部分几乎就全是脂肪。与此同时，我们的身体水分总量下降（主要是细胞外的水分，称为细胞外液），肌肉量大幅降低，骨骼和内脏略微缩水。某些器官明显变小，例如，肝脏和肾脏的重量在 30 岁到 90 岁区间会减少大约 1/3。相反，前列腺的重量在 20 岁至 90 岁间会增加一倍。

这些变化似乎都是受激素变化的影响而形成的。它们可以是规划营养和药物使用的重要提示。比如，一剂脂溶性的药，如地西泮（安定）在年龄大的人体内停留的时间长过年轻人，这是因为从比例上来讲，年龄大的人体内的脂肪更多。同样，水溶性化合物在少量水中就可分解，所以其浓度会增加，如果剂量不减少，有时就会引起中毒。

■ 皮肤的变化

皱纹等皮肤变化是最容易同衰老联系在一起的生理变化之一。你会感到惊讶，其实我们的皮肤外层在衰老的过程中变化极小。主要的变化发生在较深的层次。胶原是构成皮肤的基本化学成分和结缔组织，它会随年龄的增长而流失。它的结构也会变化。年轻肌肤的胶原纤维排列整齐，就像绳子的纤维。伴随着衰老，这些纤维会变得粗糙无序，最后就像一坨意大利面。这种变化会导致皮肤失去弹性，产生皱纹。

此外，我们在衰老的时候，真皮（皮肤的里层）和表皮（皮肤的外层）之间的组织会减少。这使得皮肤（尤其是手臂的皮肤）在某个表面移动的时候容易磨破。这种磨破会导致毛细血管破裂，导致皮肤出现酒红色斑块。基底细胞、色素细胞、黑素细胞以及来自骨髓、为免疫系统提供帮助的朗格尔汉斯细胞的数量也会减少。这些细胞的减少在长期经受日晒的皮肤上更明显，被认为会导致与日晒有关的皮肤癌。这一过程和硒缺乏症也会导致手背出现小小的"老年斑"。

■ 毛发的变化

毛发的变化让我们显而易见地意识到衰老，但它其实对生命质量的影响微乎其微。毛发变白是因为毛球中的色素细胞（黑色素细胞）逐渐减少。虽然头发变白可能发生在早年，但腋毛变白被认为是最可靠的衰老信号之一。

毛发的生长速度以及身体不同部位的毛发量也会因衰老而发生变化。头皮毛囊的数量随老化而减少，头皮、阴部以及腋下毛发的生长速度也变缓。老年男性通常会出现眉毛、鼻毛和耳毛变长的情形，老年女性的面部毛发有时会增多，这可能是由激素变化导致的。

■ 肌肉和骨骼的变化

在衰老的过程中，许多人都会流失大量的肌肉。概括说来，肌肉的力量、耐力、大小都会减少，重量也会相对总体重减轻。然而，这些变化的延迟开始及出现时不可预测的速度表明，元凶也许不是衰老，而是不爱动、营养缺乏、疾病或其他长期存在的病情。有趣的是，横膈膜和心脏这两块终身持续工作的肌肉似乎不怎么受衰老影响。

软骨这一起缓冲作用、为大多数关节提供润滑表面的弹性物质也会发生变化。当我们衰老的时候，减少的水分、软骨的结构和化学成分变化会降低我们软骨在重复压力下的回弹能力。

骨质流失是衰老的一个普遍现象，其速度体现出高度的个体差异。虽然骨骼的生长和重塑是终生的，但是人年老时，骨骼的生长也会变缓，骨头开始变薄、变得多孔。骨骼内部的格状结构也会失去垂直支撑，导致骨骼力量大打折扣。

另外，随着年华老去，头皮似乎会变厚。这一现象在深层头皮和额窦处尤为明显。年迈时，肋骨、手指和股骨骨骼的增长也体现出来。髋部也可能出现重大的变化，因为中部骨骼的增长导致骨头变得又宽又脆。

当我们变老时，锻炼、营养、激素和疾病都会对肌肉和骨骼的退化产生极大的影响。其中以锻炼的影响最为重大，因为不锻炼或者锻炼不足都会加速骨骼和肌肉结构的退化。我们将在后面的章节中探讨锻炼和营养是如何帮助维持肌肉和其他身体系统力量的。

■ 神经系统的变化

正常的衰老是同大脑和神经系统的一系列变化相关联的，尽管这些变化并不一定会影响思维和行为。从 30 岁到 70 岁，流入大脑的血液会减少 15%~20%。大脑的重量也会在衰老的过程中缩水，但重量的缩水似乎只会发生在几个特定的部位，可能主要是因为水分含量较低。这一衰退现象只发生在少数特殊地方，并不具有全局性，而且主要是由于缺水而导致的。体格健康的老人，其大脑灰质神经细胞死亡速度较为平缓；而罹患失智症的人大脑灰质神经细胞则会大量死亡，通常还伴有小脑和海马体神经细胞的死亡，会对记忆功能和空间想象能力产生影响。但是，有人指出海马体的大小和功能也许是可以改变的。譬如，2000 年开展的一项针对伦敦出租车司机的研究表明：首先，司机大脑中的右侧海马体较大；其次，海马体的大小同从事驾驶工作的时间长度有直接关联。从此项研究的结果看来，诚然，记住复杂的路线对于出租车司机是一种日常挑战，但这也可能对他们的大脑产生实实在在的生理影响。

症状较轻的神经细胞死亡发生在更深层次、更原始的大脑结构中，如脑干。部分神经相互连接的密度似乎会随着人的衰老而降低。然而，即便到了很大年纪，神经两端的树突（以及它们之间的连接部分）仍会持续生长——尽管速度很慢。这表明，神经系统在某种程度上的持续重组贯穿着生命的始终。

衰老还会给某些化学信使（神经递质）带来改变，例如，产生和激活神经递质乙酰胆碱的酶会随衰老而大量减少，在大脑区域，最为突出的是学习、记忆、语言理解方面的能力减退，人也变得不大容易坠入情网。细胞膜上的变化会损害细胞发送和接收化学信息的能力，例如，随着人逐渐老迈，额皮质和海马体的血清素结合部位会变少，这会影响人的心情、认知、学习、睡眠和

体温调节能力。同样衰退的还有多巴胺相关受体，这些受体可能
会影响运动活动、认知、记忆、兴趣和奖励。类似的衰老变化也
见于影响睡眠周期的皮质和松果体 β 肾上腺素能受体上。

尽管听上去有些令人气馁，但这些变化并不一定会妨碍思维
或行为，举例而言，语言技能和持续专注力并不会随衰老而改
变。某些方面的认知能力似乎会改变，如长期记住大量信息的能
力。这些变化并不是统一或必然发生的，许多老年人的认知能力
保持着与年轻人相当、甚至更高的水平。我们将在后面的章节中
更深入地研究认知的变化和维护。

■ 感官的变化

视觉

伴随着衰老，我们会经历许多影响眼睛和视力健康的变化。
在视力方面，最为常见的衰老症状是老花眼——难以看清附近的
物体。造成这一变化的原因主要是：晶状体伸缩性变差和控制晶
状体形状以聚焦的睫状肌的衰退。老花眼的影响不分男女，而且
通常开始于二十几岁，尽管一般要到四五十岁才会表现出来。这
一问题常常通过戴眼镜来修正。

人老了，面对光线的突然变化，眼睛也会适应得较慢。这种
关联同年龄增长高度同步，因此仅凭这一标准就可以把一个人的
年龄猜得八九不离十。我们不能忽视这一变化：如果突然从黑暗
的环境转换到光明的环境，如驶出车库，来到阳光明媚的车道上

来，老年人的眼睛在适应过程中可能会暂时性失明。衰老还会减弱人在黑暗或半明半暗的环境中的视物能力。在照明调暗两分钟后，年轻人眼睛的敏感度差不多是老年人的 5 倍；而在 40 分钟之后，则变为 240 倍的差距。

衰老给眼睛带来的变化还会影响我们的外表。眼周的组织会自然萎缩，脂肪也会流失，常常导致上眼皮的下垂和下眼皮的下陷或外凸。这些变化，再加上眼泪分泌的减少，会增加眼部感染的风险。

在老去的过程中，我们也更易于罹患眼疾，如青光眼、白内障和黄斑变性。青光眼是指眼压增高，可能发展为失明，其发生概率会随虹膜的僵化、瞳孔的缩小以及发生在晶状体上的其他变化而升高。白内障是一种极为常见的疾病，是因为晶状体内各种物质的不断累积，从而造成了视力模糊和视物颜色的改变。由于白内障的组成物质是黄色的，晶状体使有色光谱中的蓝色部分显示浑浊，使得蓝色呈现为偏绿的蓝色。由于这一过滤作用，如果被染成白色或银色的头发呈现出淡淡的蓝色色调，他们就是注意不到的。

尽管涉及视网膜的血管疾病很常见，但视网膜变化是否由正常衰老导致尚不清楚。视网膜以及视网膜的色素层内的供血变化会导致黄斑变性，这是造成老年人失明最常见的原因之一。眼球最表层的角膜也会发生变化，虽然其原因往往是疾病而不是衰老。

听觉

如果听觉出现问题，很难说是正常老化引起的，因为过度的噪声环境也会折损听力。撇开这一区别不谈，许多老年人耳朵的形状和结构以及听力都会发生明显的变化。随着年纪增长，我们的耳道壁变薄，耳膜变厚，内耳的骨头和关节会开始退化，耳垢分泌也会减少。在内耳里则会出现耳蜗螺旋器毛细胞和耳蜗螺旋神经节细胞减少，同时，微血管会变厚，螺旋韧带会退化。这些都会导致听力下降。

被称为老年性耳聋的纯音听力下降在老年男性和女性人群中都十分常见，虽然总体来说女性的听力损失情况略轻。相对而言，高频比低频受到的影响更大。衰老也会减损对不同音调的识别能力。从 25 岁至 55 岁，音调区分能力呈线性下降，而在 55 岁之后，这一能力尤其是对于极高和极低音频的辨别能力下降得更厉害。这种变化很严重，这是因为，即便在纯音听力下降的情况下，音调区分能力也能帮助言语感知。言语的清晰度从 6 岁至 60 岁的下降不超过 5%，但之后则会迅速恶化，到了 80 岁，会从巅峰水平下降 25%。这一下降在环境噪声的场景（如餐馆）中更为明显。

味觉

在味觉感知方面，所有的证据都是非结论性的，且因人而异，也因测试物质而异。舌头会随人的衰老而萎缩，可能会导致味觉减退，但是味蕾的数量保持不变，且这些味蕾的反应似乎也不会变。

嗅觉

无论是男性还是女性，在 55 岁之后，嗅觉都会迅速下降，而且大脑中分管嗅觉的部位也会明显退化。到了 80 岁，嗅觉辨别能力会下降到巅峰时期的 50%，但嗅觉完全丧失则意味着人患有某种疾病（如帕金森氏病）而不是正常衰老。有了味觉和嗅觉的共同作用，我们才能分辨和享用美食。有人发现自己很难通过味觉和嗅觉辨别混合的食物。我们将在第 7 章探讨克服味觉和嗅觉缺陷的技巧。

触觉

一般来说，人在衰老的时候触觉的灵敏度也会减弱，尽管减弱的速度、触觉的类型和身体部位不同。通常疼痛反应会随衰老而减退。眼角膜对轻触的敏感度会在 50 岁之后减弱，而鼻子对碰触的知觉则从 15 岁起开始减退。男性的食指和大脚趾的触压阈比女性减退的程度更大。触觉于亲密行为极为重要，同伴侣探讨这些变化有助于深化你们的关系，令彼此满意。例如，男性可能需要更多的生理刺激来保持勃起，也可以延长性交的时间，令双方得到更多的乐趣。

■ 生殖功能的变化

女性在达到平均寿命时早已丧失生育能力，而男性的生殖能力则可以维持到很大年纪。女性卵巢排卵功能的迅速下降在数量上确实与衰老有关。在绝经后，即便卵巢内还有卵子也是少之又少，而且其变得干瘪且布满伤痕。

在绝经期，卵巢雌激素会显著降低，导致部分女性感觉"潮热"，并使子宫和阴道发生变化。子宫的内壁（子宫内膜）变薄，结缔组织增多。阴道壁变薄和分泌物的减少会加剧性交时的痛感，导致膀胱控制失灵。乳腺组织的变化是由激素因素导致的，可能会生出囊肿。韧带的拉伸和肌张力的减弱会改变乳房的轮廓。

在男人身上，生殖功能的下降是一个缓慢的过程，因为精细胞会继续形成。前列腺组织被瘢痕组织所替代。腺体变大，尤其是尿道四周。睾酮浓度的变化（尤其是二羟基睾酮）会导致腺体增大。阴茎的变化包括血流逐渐变缓和近腔室瘢痕组织的形成。

性活动的频率通常会随着人的衰老而降低，但是，其中衰老和环境的原因各占多少尚不清楚。最重要的可能是有一位有心、有能力的伴侣。社会和文化环境会加剧性爱活动的减少，尤其是对上了年纪的女性来说。

影响生殖功能的生理变化，如对性欲刺激的反应减退，也可能影响性活动。尽管阴道润滑度会降低，但要预测绝经对女性性欲的影响是不可能的。男性勃起和保持勃起的能力也会受到损害，上年纪的男性，其阴茎敏感度会降低，所以可能需要更多的刺激。

■ 心血管系统的变化

在我们衰老的过程中，心血管系统的某些方面会改变。但在很多情况下，这些变化究竟是由衰老还是由疾病所导致的却并不清楚。例如，血压会随年龄的增加而变高，有人认为罪魁可能在于因老化而自然变硬的血管。然而，对于生活在与世隔绝和科技欠发达的社会环境中的人，或者在特殊环境（如精神病院）中变老的人，他们的身上却没有被发现由衰老导致的血压升高。这表明其中可能也包含环境或压力的因素。

伴随衰老，心脏自身的疾病也越来越常见。负责产生心跳的组织会生出结缔组织和脂肪。相似但程度较轻的变化发生在心脏传导系统的其他部分。心肌的弹性会随年龄而改变，心脏收缩的效率也会变低，包括收缩时间的延长、对刺激心脏药物反应的减退以及电刺激抗力的增强。

老化的心脏应对压力的有效率也会打折扣。最大心率线性降低，通常以 220 减去人的年龄来计算。静息心率和心脏泵出的血液量（心输出量）则不变。当心脏努力工作的时候，即便最大心率减少，心输出量也会增加，因为每次心跳所泵出的血量（即心搏量）会增多以补偿变缓的心率。在经受压力后，老年人的心率和血压回到静息水平要花更长的时间。

血管也会随衰老而发生变化。组成血管的细胞，其大小和形状会变得不规律，而且血管壁会随结缔组织增厚。大动脉会变大变厚，流至各个器官的血液减少，肾脏血流降低 50%、大脑血流减少 15%~20%。

■ 呼吸系统的变化

呼吸系统的自然变化会导致肺部功能减退，久而久之会增加肺病的风险。然而，有些变化是可以通过规律的锻炼减轻的。

气管、大气道以及气道的终末单元会随人的衰老而扩张。另外，死腔通气的增加会减少肺表面积。这些变化会因为肺部弹性减少和小气道的塌陷而恶化。这一切通常会导致我们吸入更多的空气，但呼气却不完全。每次呼吸后残留在肺部的空气量从 20 岁时占肺活量的 20% 增至 60 岁时的 35%。此外，在 80 岁之后，肋骨末端会钙化至胸椎骨，使得胸壁僵化，还会增加呼吸肌的工作量。

重要的是，肺部将氧气传输至血流的有效率也会降低。这一氧化作用的降低主要是由于肺部接收空气的部分和接收血流的部分不匹配所导致的。肺部血流最大的部分（肺基底）也会随衰老而衰竭，从而导致不匹配现象。用于衡量气体交换能力的一氧化碳弥散量同样会随衰老而降低，而用于衡量整体心肺功能的最大耗氧量随年龄增大也有下降趋势，但锻炼对它也有重大影响。通过耐力训练，即便是之前习惯久坐的老年人，其肺活量和功能也可以得到加强。

■ 胃肠系统的变化

总体说来，较之其他身体系统，胃肠道（从口腔到肛门的连续管道）的变化较少，尤其是面积相当于两个网球场的肠道内壁，它在整个生命进程中都保持着极佳的再生能力。

口腔和牙齿

自然老化所带来的变化通常不会导致牙齿的脱落，更为关键的因素是糟糕的牙齿卫生状况。龋齿和牙周（牙龈）疾病最容易造成牙齿脱落，但皆可通过良好的牙齿护理得以改善。在衰老的过程中，龋齿的位置呈现出与年龄相关的模式，根部和之前接受过治疗的位置更容易患龋。

牙齿出现了脱落的老年人往往需要改变饮食，而这会增加营养不良的可能性。义齿会降低味觉感知能力，不能够完全地修复正常咀嚼能力。牙齿缺失的老年人在吞咽方面也表现出变化。即便牙齿齐全，老年人的咀嚼效率也不如年轻人，吞咽的食物也更大块。比起年轻人，老年人的吞咽过程要多花费更多的时间，这很可能是由吞咽机制的细微变化引起的。

食道和胃

老年人的食道蠕动（食物进入食道的运动）更容易出问题，

但这些问题的根源似乎是诸如糖尿病、中枢神经系统紊乱、神经病等疾病，而非衰老。在胃部，衰老是与胃粘膜和平滑肌的变薄、白血细胞增多和胃壁淋巴组织的聚集相关的，但这些变化似乎不会影响食物经过胃部的运动。虽然说胃酸的分泌会随衰老而减少，但胃酸分泌的丧失则提示疾病而非正常衰老。

肠道

尽管小肠和大肠都会随衰老而出现变化，但是大肠的变化对生命质量的影响最大。

小肠内壁会随人的老化而轻微萎缩。在进食的时候，老年人肠道肌肉收缩比较少，尽管在没有积极进食的时候，物质被输送通过小肠时的速度似乎并无差异。肠道对食物和药物的吸收能力通常没有太大变化。老年人能更快地吸收高度脂溶性化合物（如维生素 A），对某些糖类、钙和铁的吸收和代谢可能不一样。一些酶的活性，如帮助我们消化某些糖类（尤其是乳制品中的糖类）的乳糖酶，似乎会随年纪而减少，但是其他酶会维持正常水平。脂肪的吸收可能有变化，但比起在肠道中的变化，与在胰腺中的变化关系更大。

大肠的变化影响更为深远。在这里，内壁萎缩、血管变异更为常见，并且在肌层也会出现变化。这些因素会导致憩室和大肠内壁略微膨出的发生率增加。在 60 岁以上的人群中，患有憩室的人接近 30%。这种状况是由肠道肌肉功能紊乱带来的肠道内压力增加所导致的，另一个原因是血管附近肠道壁虚弱。

便秘是一种老年人的常见小病，因为在大肠内，食物的输送变缓，并且在大肠肌肉收缩的协调上发生了细微的变化。轻度脱水会加重这一问题。某些麻醉（麻醉剂）受体的数量会随衰老而增加，使得老年人在接受麻醉药物的时候发生严重便秘。

肠道内的 100 万亿细菌被称为微生物菌群，它们在维持健康以及抗击或引发疾病（如癌症、炎症性肠病、肥胖症和心理健康问题等）方面起着重要作用，人们对其所做的研究越来越多。微生物菌群同身体的免疫系统存在强大的关系，彼此影响。近期的研究记录了微生物菌群在人的一生中的变化，这些变化可能是有害的：有益的微生物在减少，而病态的种类在增加。

■ 肝脏和胰腺

肝脏和胰腺有许多功能，其中包括解毒、产生激素和消化功能。一般来说，这些器官的功能可以在整个生命过程中得以维持。功能的完全丧失是因为疾病而不是衰老。

在代谢药物及其他化合物方面，肝脏发挥着重要作用。而这一过程的效率会随衰老而降低。同时，肝脏也会随衰老而变小，其形状也会随四周的器官而调整。老化的肝脏细胞包含更多的由脂肪酸氧化形成的脂褐素，可能提示细胞膜受损。肝脏细胞的总量会增加，一些重要的细胞功能会表现出减退，如化学加工和能量产出。总体来说，老化肝脏的再生和修复能力较差。

在胰腺方面，胰蛋白酶的分泌会随人的衰老而适度减少，不

过其余的过程保持不变。胰腺最为常见的结构性变化是分泌消化
液的腺泡细胞萎缩。有报道显示，老年人的胰腺小叶有更多的瘢
痕组织，但其影响尚不明确。

■ 肾脏功能

肾脏在过滤血液、排除废物方面起着至关重要的作用。随
着人的衰老，其质量会减少 25% 至 30%，过滤面积也因而变小。
有研究表明，从 40 岁到 90 岁，肾脏功能会随衰老而以每年 1%
的速度稳步下降。还有研究显示在高龄时会出现更大幅度的下
降。过滤功能的减退会导致药物清除不足和尿酸化不足。肾脏最
大程度上稀释和浓缩尿液的能力比其过滤血液的能力（称为肾小
球滤过率）下降的幅度更大。此外，在老年人身上，肾脏管理
盐、水分和血压的激素系统更容易因缺水而被破坏。

尽管这些变化都很典型，但并非不可避免，也未必会对生命
质量产生巨大影响。追踪特定人群长达 20 年以上的研究发现，
约 1/3 的老年人的肾脏功能并没有表现出衰退，甚至有少数还有
所改善。

■ 血液

一般来说，血量是终生不变的，并且产生血液的组织保持着
极佳的再生能力。在衰老过程中，红细胞的数量、大小和血红蛋

白浓度的标准值基本没有改变。虽然老年人可能比较虚弱,但其红细胞的平均寿命保持不变。活性骨髓量会随衰老而减少,骨髓脂肪含量增加。老年人加速产生红细胞的能力会降低,但是即使受损,通常也足以应对大出血。

贫血症虽然很常见,却并不是正常衰老的生理症状,它是由衰老以外的原因导致的,最为常见的原因是营养不良、失血或恶性肿瘤。白细胞和血小板的数量不会因衰老而减少,尽管保护人体对抗感染、恶性肿瘤和有毒物质的血液细胞的某些功能会受到衰老的影响。

■ 性别差异

在当今世界的大多数国家和地区,女性的寿命都比男性长得多。当这一话题出现在某次讨论衰老的医学会议上的时候,有一位老者在一场报告结束后走过来对我说:"女性比男性活得长的原因再明显不过了,因为老婆给的冷脸太多,男性是被冻死的!"其实,自受孕的瞬间开始,男性和女性的寿命就已经有区别了,并且在生命过程中,这些模式会受到不同因素的影响。例如,包含 Y 染色体的精子比包含 X 染色体的精子更容易让卵子受精,比例约为 170 个男性受精卵对应 100 个女性受精卵。但是,不同性别的胚胎,其自发性流产的比率也不同,于是到了出生的时候,男宝宝的比率只略高于女宝宝(大约为 105∶100)。到了生育年龄开始的时候,男女性的数量通常达到对等,也是自此时起，女性的数量开始反超男性。

到了中年以后，尽管存在巨大的社会差异，但男性的寿命只有同龄女性的 75% 到 80%。例如，在美国，女性自出生时就拥有 6.5 年的寿命优势；在英国为 5.3 年；在俄罗斯为 12 年；而在印度则为半年。这种多样性说明，社会因素对男女性寿命存在影响。尽管这一证据表明女性具有生理优势，但生活条件和某些文化中的社会习俗则会削减这一优势，例如，对待男性和女性方式的差异，饮食和工作习惯，或者遭受暴力侵害的频率都会对健康状况及寿命产生巨大的影响。此外，生孩子这一挑战会进一步削减女性的生理优势。

女性长寿的生理基础很明显：几乎一切雌性生物的寿命都比雄性要长，鲜有例外。拥有两条 X 染色体为女性在某条基因发生突变的时候提供了支持，而男性却只拥有一条单 X 染色体来代表所有健康或受损的基因。也许这种基因储备赋予女性以更有效的神经、内分泌和免疫应对能力，使其在处理潜在有害的环境需求时具备优势。

女性激素（尤其是雌激素）以及为适应怀孕和哺乳的身体弹性同样也被认为是延长寿命的原因。雌激素对血液中的脂质有益，似乎能防止女性发生早发性心脏疾病。

男性和女性的大脑也有显著差异。例如，处于发育中的 26 周左右的胎儿的超声图像显示，女宝宝的脑胼胝体（右脑和左脑之间管理沟通交流的关键部位）比男宝宝大。在成年人身上，女性的大脑两侧都显示出语言活动，而男性则主要使用左侧大脑。

男孩出现学习障碍、阅读障碍和口吃的概率比女孩更普遍。有证据表明，男性大脑在几何学以及数学等领域更具优势。女性大脑控制挑衅和愠怒的部分更发达。

男性和女性都表现出不同的、可能影响寿命的行为模式。无论年龄长幼，男性冒险的可能性都比女性高，男人在工作中通常更容易遇到危险。男性开车时也更为激进，遭遇车祸的概率更大，酗酒和抽烟的比例也更高。除了这些明显的直接死亡风险，这些行为也会增加心脏病和恶性肿瘤的发生概率。另外，与男性相比较，女性的健康意识更为强烈，不会过多地把自己暴露在危险中，也更加关注身体，会积极寻求预防性的健康护理且践行着更为健康的生活方式。

走近寿命的性别差异的另一途径是研究死亡原因。在性别死亡比率曲线图上，男性死于暴力的比率在 30 岁左右时达到峰值，男女性比率高达 4∶1。在排在特定性别死亡率前十的死亡原因上，除糖尿病之外（男女风险一致），男女性比率都严重失调。这种性别差异究竟是因生理差异还是生活方式选择（如吸烟）所导致的，目前仍存在争议。

■ 这一切对你而言意味着什么

本章介绍了你在衰老过程中可能会经历的正常变化，以及你可能会面对的某些逐年递增的健康风险。这些变化对你的衰老和生命力意味着什么？

数十年老年医学的从业经验告诉我衰老绝不是千篇一律的。其实，在衰老的过程中，我们的差异也越来越大，生理表现也独一无二。耄耋老人身上的生理变异性远比婴儿多。由于这种差异的日益明显，运算方法、临床路径、严格的指导方针以及其他一切"一刀切"式的诊断调查、治疗和资源分配可能都不是最佳策略，假如它们只是单纯建立在衰老上的话。健康咨询师、临床调查人员和健康政策制定者必须开始意识并考虑到这一点。作为病人，你应当同你的健康咨询师建立起联系，保证他们考虑的是你的整个健康状况而不单单是你的年纪。

我学到的第二个经验是，随年纪而下降的生理系统通常都受到生活方式的极大影响，如抽烟、锻炼、营养和经济优势的影响。尽管这些因素引发生理变化的确切机制还不清楚，但慢性应激可能是一个诱因，如有可能，减少可能加速衰老的因素通常也值得一试。

第三个经验是，无论是个人还是社会，我们都必须意识到生活固有的挑战，那就是资源持续减少，而我们的环境需求却越来越复杂。与衰老有关的功能减退通常会因为社会地位、收入、自尊和家庭支持（如丧偶）的丧失而加剧。随年纪增长而愈发普遍的发病过程可能会进一步减弱生理和心理的能力。这些能力的变化可能会由于社会因素的变化而被放大或被扩大影响。例如，运用电脑的能力日益成为一种重要的社会能力，但一些老年人可能由于视力或经济限制等原因很难掌握。不断变化的社会期望很复杂，这对于采取靠自己的生活方式和自我形象的人而言尤其是个问题。另外，一些老年人是环境变化的牺牲者，如一度常见的邻里关系恶化及其引发的犯罪率增加。

尽管衰老和疾病之间存在微妙而复杂的联系，但衰老并不是疾病累加的过程。需要牢记的根本原则是，生物学年龄和实际年龄并不是一回事。每个人衰老的速度都不同，在每个人身上，衰老以不同的方式影响着不同的系统，主要是由于环境因素（如生活方式）所导致的。由于衰老具备变化性和个体特点，所以我们必须形成并贯彻个性化的衰老规划。"一刀切"的策略没有用。

第 6 章

我们为什么要锻炼

缺乏运动会摧毁每一个人的健康身躯，而活动和讲究方法的身体锻炼则能够拯救和维持健康。

——柏拉图

唯有锻炼能支撑精神，使头脑保持活力。

——西塞罗

第4章和第5章从科学的角度介绍了衰老的身躯面临的主要生理变化。尽管人类的衰老是有模式和趋势的，但我希望，我已有效地传达了衰老因人而迥异，并且在很大程度上可控（尤其是我们能在怎样的程度上维持身体功能和活力）的这一重点。抵御衰老的一个主要方法就是锻炼。

图 6-1 展示了我们通过锻炼能取得的效果。位置靠上的那条线展示了在特定系统（如肌肉骨骼系统或心血管系统）中人一生最大的潜力。对于健康状况维持良好的人来说，这条线几乎呈水平状，时间只会带来微小的衰减。这条线的位置和倾斜度受到多种环境因素，可能也有遗传的影响。例如，早年吸烟也许会给晚年的呼吸能力带来不可逆的伤害。位置靠下的曲线代表了一个停留在休息状态，从未被强化的系统的衰退速度。这一系统总是在两条线之间的某一点上起作用。

这些线随时间所产生的差异引发了三个重要的推论。第一，随年龄产生的自然衰退通常没有同身体状况和环境因素导致的衰退严重。第二，发生严重衰退的概率可能会随年龄递增，所以自我维护变得更为重要。第三，除非你已经处于近乎完美的状态，不然在衰老的过程中你也有很大的进步空间。试想有一个身体非常虚弱、徘徊在下方这条曲线附近的人，通过锻炼，他的身体状况有了改善，代表的功能那条线便可以接近最上方的那条线，身体机能亦会有很大的提高，也许甚至比惯于久坐的年轻人还好。

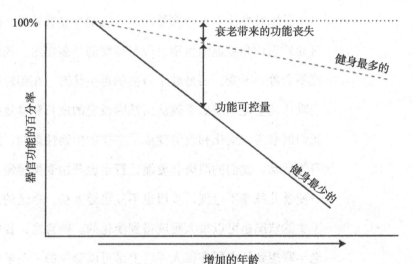

图 6-1　衰老对器官功能的影响

注：位于上方的线展示了理论上人的一生中功能的最大潜能，下方的线代表在系统未被强化的情况下的衰退速度。这两条线随时间而分化的事实引发了重要推论。

资料来源：M.E.Williams, "Clinical Implications of Aging Physiology," *American Journal of Medicine* 76, no. 6[1984]:1049-54.

　　除了对系统功能和生命质量的影响，锻炼还能降低罹患衰竭性疾病的风险。例如，根据芬兰研究人员的计算，在 50 岁时进行轻度锻炼能延长 1.5 年的寿命，而高强度的锻炼则能达到翻倍的效果，延长寿命超过 3 年。此外，锻炼还能降低依赖于人的可能性。一般来说 65 岁的人能多活约 13 年，且不丧失身体功能。

而特别活跃的 65 岁的人基本在保持身体功能健全的情况下可以至少再活 18 年。

■ 锻炼为什么有用

锻炼对身体生长和修复的生化机制有显著效果，而这一机制对导致退化和衰退的生物过程有持续的平衡作用。我们的生物系统不会静止不变，而是处于持续的再生状态。在年轻的时候，我们默认的生化系统似乎遵从由基因设定的成长和修复指令。随着我们的衰老，退化和衰退变成了主要的生物性影响。没有规律的身体活动，我们的肌肉会萎缩，行走也开始变得缓慢、拖沓；稍一使劲儿就喘不过气，步履也不复稳健如初。幸运的是，这一落千丈的状况是可以最大程度得到淡化的。换言之，我们时不时由老年联想到的虚弱在很大程度上是可以避免的，在早期甚至是可逆的。关键就在于规律地锻炼身体。锻炼的内容和长度的不同会产生完全不同的效果。

让我们再深入地探讨一下锻炼的生物化学过程，看看如何能够提高生长和修复能力，并且战胜衰退的趋势。炎症是身体在受到伤害时产生的化学反应，通常是愈合的自然保护机制。不过，它也可能是一把"双刃剑"，过度的炎症反应与许多常见的小病有关。炎症触发化学信号，启动生长和修复机制开始愈合。与此同时，一系列相关的生化作用会产生红肿、灼热、疼痛和组织破坏的现象。

锻炼能把这种炎症反应转弊为利。每一次的身体活动都会让我们的肌肉发出化学信号，同身体的其他部分产生交流。其中一个最为重要的、与肌肉和炎症相关的化学信号是白细胞介素 -6（IL-6）。在炎症反应过程中，其他化学信号（如 IL-1）和肿瘤坏死因子（TNF）α 会激发释放 IL-6。在锻炼过程中，IL-6（而不是其他化学物）会随每次肌肉收缩被释放到血液之中。当 IL-6 从骨骼肌中以高浓度被释放出来，在没有 TNF-α 和 IL-1 刺激的情况下，IL-6 是抗炎症的。肌肉收缩激活基因控制 IL-6 生成与肌肉收缩的次数成正比：肌肉受到的锻炼越多，产生的 IL-6 就越多。此外，IL-6 的释放量会随着肌肉能量储备的消耗而增加。在两个作用的合力之下，锻炼中持续的肌肉收缩和肌肉能量消耗会促使血浆 IL-6 的增加，其含量是不活跃水平的 20 至 100 倍。

现在该讨论最重要的部分了。在大约 30 分钟的持续锻炼后，这些高水平的 IL-6 似乎会按下新陈代谢的开关，告诉身体燃烧脂肪、控制能量调节并通过释放如 IL-10 这样的介质来刺激生长和修复循环。好消息是，这一开关能保持开启状态约 24 小时。因此，衰减和衰退这种低背景噪音会因 IL-10 的释放而得到扭转。这就是锻炼在消炎、提高葡萄糖耐受性以及修复身体组织方面的部分生化基础。这一机制还解释了散步 30 分钟比 15 分钟强的原因，那就是散步时间不够就无法开启新陈代谢的开关。每天至少 30 分钟的锻炼有助于我们改变身体的潜在化学作用，把衰减与衰退扭转为生长与修复。

■ 对抗自由基

正如我们在第 4 章看到的那样，氧自由基是衰老性退化的主要原因之一。正因为自由基是衰老的重要生化基础，那么减少自由基就能降低衰老所带来的影响。

氧化会造成退化，这种现象在生锈的铁管以及暴露在空气中变成棕色的苹果块或牛油果块上已经很明显。我们体内发现的大部分氧自由基都来自线粒体这一每个人体细胞内的微型"能量工厂"。在产生能量的过程中，线粒体有时会产生一些副作用，制造出自由基。环境因素（如过度曝晒在阳光中）以及长时间的情绪压力很可能导致自由基大量产生。这些多余的自由基会损害线粒体（制造出更多的自由基）和其他细胞组织，如细胞膜和 DNA。

由于对氧的处理是如此危险，我们的身体便进化出了精细的化学过程来消灭自由基。锻炼和良好的营养状态是我们对抗与衰老相关的自由基损害的两个关键武器。在衰老的过程中，身体的自然抗氧化机制会减弱。锻炼可以通过提升身体的抗氧化防御系统来扭转部分损耗。通过这种方式，锻炼一方面可以提高对氧的利用效率，另一方面也可以减少氧自由基的产生。此外，某些富含抗氧化成分的食物（如水果、蔬菜、绿茶和黑巧克力）对这一过程亦能产生帮助。

然而，锻炼的效果也不能一概而论。剧烈运动其实会增加自由基的产生，但规律的身体活动却可以通过最大限度地提升防御的方式来阻挡自由基的伤害。据此得出的重点是，惯于久坐的"周末战士"所进行的偶尔的、强烈的运动会压垮抗氧化防御。这种情况会加剧自由基损害，危害大于益处。关键在于系统地建立锻炼计划，更重要的是，要通过每天的锻炼来保持有益的效果，最终的结果可能是既减少了自由基的伤害又提高了生长和修复机制。

■ 利用进化优势

大约在 2500 万年前，我们的祖先每天都要面对寻找足够食物以养活自己和家人的巨大压力。他们主要的日常任务就是集合、狩猎以及长途跋涉去找新的食物。狩猎需要急速冲刺 36 至 91 米捕杀猎物，也许还要投掷石头或削尖的棍子。然后还得把动物抬回营地。这两种身体活动——短时间的强烈爆发式运动和耗时较长的耐力运动——对人体提出了截然不同的要求。因此，人类依具体情况进化出了燃烧能量的不同方式。

我们从中得到的重要经验是，不同的锻炼会刺激人体内不同的化学进程，这也许能够延缓衰老。当我们从事觅食和长途跋涉这样的活动时，身体会把脂肪当成燃料。然而，冲刺和快速反应活动会运用葡萄糖。骨骼肌通常喜欢燃烧脂肪，因为它是更为密集的能量，更容易有效地代谢。但是，由于身体的限制，我们燃烧脂肪的速度是有限的。众所周知，脂肪不储存在肌肉中，而是储存在腰部、臀部和大腿的脂肪细胞之中。在代谢需求弱的时期，脂肪必须被称为甘油三酯的大型运输分子通过血液循环传送到肌肉。在结构上，这些化合物就像有三条脂肪酸尾巴的风筝一样，它们的作用是使脂肪溶于血液。就像行驶在狭窄山路上拥有18个轮子的庞然大物，一次只有少数甘油三酯能够蛇形地通过肌肉的毛细血管来运输这种燃料。规律的锻炼可以生成新的毛细血管，但是脂肪的代谢量仍存在限制。

假如代谢需求超过了脂肪所能供给的量（如一个人在追赶一头水牛或者正进行高强度的锻炼），线粒体就会开始利用葡萄糖和脂肪。人体将葡萄糖以糖原的形式储存在肌肉细胞中，以做好迅速能量应对的准备。在进行高强度活动的过程中，肌肉细胞会分解储存的糖原来产生乳酸。其净效应就是使得我们正在老化的肌肉和骨骼在损耗的同时维持生理活力。

人类早期还进化出了另一种能力，那就是通过流汗排走体内的热量和废物。如果没有这种能力，就不可能做出持久的努力。这种能力给了我们的祖先一个重要的进化优势，使他们能够从事长时间的活动。排汗功能会随人的衰老而减退，而规律的锻炼则可以延缓这一衰退的速度。换言之，只要条件允许，我们就可以按照自己的意愿或者在环境要求的情况下进行较长时间的锻炼。我有一位病人曾经抱怨，某次搭乘游轮去欧洲参加年度巡游，她当着其他年纪较小的成员"退出"了活动，因为她发现自己只是待在船上而已，根本不是去远行。我们讨论了她的愿望，她承诺要每天坚持锻炼。在她结束了最近一次地中海之行，再次来到我的医院问诊时，她笑容满面地表示，自己已经能够和其他朋友一样爬楼梯、沿着长长的鹅卵石街道散步了，而且，她还注意到自己比前几次旅行流的汗更多了。

第 7 章

我们该吃些什么

我们应当以药为食，以食为药。

——希波克拉底

人不能不吃饭，但吃得聪明却是一门艺术。

——拉罗什富科（La Rochefoucauld）

营养在健康和疾病中所起的作用不容否认。同时，食物也是人生一大乐趣，影响着人们的身心。令人高兴的是，在变老的过程中，人通常不必对饮食方式做出改变。有研究指出，除某些疾病之外，老年人所需要的食物与旁人无异，只是量略少而已。在整个生命过程中，一味地支持或反对多元食物和营养并不是对每个人都适合。何况我们在第一章就已经讨论过，节食其实对健康有害。另外，一种饮食习惯的成功并不意味着其他饮食习惯都不好。在健康和长寿方面，并没有哪种饮食是"正确"的。

营养学的创始人之一，格雷厄姆·勒斯克（Graham Lusk）曾于 1927 年说过："我可以用一句话概括营养学，那就是让你的患者找对伴侣，食物要吃得精心、吃得多元。" 90 余年过去了，这一建议依然不过时。多元化进食的忠告在对抗各种已知、未知的营养缺乏症方面尤其有用。它是适合所有年龄层的金玉良言，对老年人尤甚。

尽管说，我们的整体饮食在衰老的过程中可能保持不变，但

某些与年龄有关的变化还是值得注意的。例如，人一衰老，消耗
的热量也会减少，所以要减少饮食量。同时，由于罹患某些慢性
疾病的风险会随年龄增加，那么饮食的质量也就显得比任何时期
都重要。

■ 有保留地采纳营养建议

  饮食话题已衍生出无数神话。考虑到饮食对我们生活和体验
的确凿影响，这些民间传说的出现并不太出人意料。老实讲，我
们对于食物、遗传、肠道菌群、特定疾病以及整体健康状况之间
的复杂关系的了解相对较少。然而，几个世纪以来，知识的限制
却没能阻挡无数作者的热情。在这些作者之中，有专家也有门外
汉，他们的热情是从把最新奇的饮食当作治愈一切疾病的灵丹妙
药开始的。为了让现代的营养学思想得到更好的理解，我们对几
种营养理论进行简单的回顾。

  1829 年，一名受到 19 世纪禁酒运动影响的长老会牧师，西
尔维斯特·格雷厄姆（Sylvester Graham）教士，发明了一种由
精磨白面粉和粗磨小麦麸皮及胚芽做的面包。他的初衷是生产出
一种有助于抑制酒瘾和性欲的食物，因为他觉得这些肉欲皆与不
当饮食有关。这一发明被命名为格雷厄姆全麦饼干，他的名字也
因此而流传千古。大约在刚刚进入 20 世纪的时候，治疗佝偻病
（童年维生素 D 缺乏症）的鳕鱼肝油成了所有羸弱孩童的标准药
方。受到健康运动的推动，赤糖糊在 20 世纪初成了又一个包治

百病的良方。

19 世纪初有一个医学史上的革命性发现：被简称为维生素的"生命矿物质"对人体健康极为重要。有意思的是，以维生素为基础的疗法已经被人类使用了几千年，尽管他们可能并不明白这些方法为何能有疗效。例如，古埃及人推崇食用富含维生素 A 的肝脏以治疗夜盲症，我们现在知道这种病症正是因为缺乏维生素 A 而导致的。在 1753 年，苏格兰医生詹姆斯·林德（James Lind）发表专著指出柑橘类水果能预防坏血病这种会导致流血、伤口愈合不良和死亡的疾病，虽然他也不知道导致和治愈这种病症的根源都是维生素 C。18 世纪末和 19 世纪初的研究确认了维生素缺乏症所导致的脚气病（硫胺素或曰维生素 B1）、糙皮病（烟酸或曰维他命 B3）和佝偻病（维生素 D）。

人性即是如此，在发现维生素之后不多久，大众就受到了各种营养广告和来自饮食猎奇者、药品公司及宣称维生素能改善健康状况、提高活力、抵御感染、壮阳甚至改善体味的江湖医生的轰炸。如今，我们已经知道，服用某些大剂量的维生素（如维生素 A 和维生素 D）是有毒的，可能会引发重大疾病甚至导致死亡。

现代科学支持服用单一的多种维生素剂，因为有大量长期的研究确凿地表明我们在衰老的过程中更容易患上不易察觉的维生素缺乏症。然而，每年花费在维生素补充上高达数十亿美元的钱大多都是浪费。正如我的导师老麦克利普金博士常说的："服用它们（过量的维生素）的人成了夹在药瓶子和厕所之间的人。"

最近有关于营养的热情表现在有机食品上，其拥护者特别推崇无农药蔬果的益处。尽管有证据表明，有毒的杀虫剂和细菌性病原体对我们的健康有害，但要证明贴着有机标签售出的食物比传统种植的食物有任何特别的营养价值似乎难度更大。

■ 均衡饮食的明智方法

经过仔细的研究，我们发现有些饮食习惯可令我们通向健康长寿之路。同食用蔬果的多数人一样，在以鱼类为主要食物的社会，人们的寿命也比较长。以谷类为主食的群体，寿命也不错。甚至在像非洲马赛这样的社会，人们在大量肉类、高饱和脂肪、高胆固醇饮食的饮食习惯下依然能保持健康，极少发生动脉硬化。但由于他们的饮食近来已经"西方化"，他们可能已经失去了之前的优势。

就像没有哪一种单一的饮食习惯能够延长寿命，也没有哪一种饮食结构是理想的。有的人一天只靠一顿饭维持；也有人则多达六顿。有些群体从没吃过饱饭，但少量多餐的他们不但活了下来，而且连衰老也从容。

尽管单一的群体层面上的"理想"饮食习惯并不存在，但某些个体却从特殊的饮食限制或基于自身基因体质的方法中得到了好处。例如，家族里有人有心脏病或中风史的人有时不能有效地消化脂肪，对于他们而言，低胆固醇、低饱和脂肪饮食再加上降脂药可能有益于延长寿命。另一个例子是患有乳糜泻（Celiac

Disease）的人，在饮食中避开谷蛋白对他们有好处，能避免触发伤害小肠的免疫反应。

虽然说，饮食问题的确并没有单一的答案，但这并不代表我们可以想吃什么就吃什么。某些饮食选择无疑会直接导致身体欠佳，让人生病甚至死亡，我们吃下去的食物会极大地影响衰老性衰退的速度和严重性。我们在此介绍的营养建议是对近期关于预防衰竭性疾病、延年益寿的普遍饮食方法的研究所做出的总结。

效仿"我的餐盘"

"我的餐盘"计划由美国农业部政策与营养中心推出，它简要地总结了基本的营养原则。效仿"我的餐盘"归结起来就是限制饱和脂肪和经加工的糖、面粉的摄入量，确保你大部分的膳食都营养。这一指导标准建议，蔬菜和水果应该占据餐盘的一半。虽然蔬果的种类没有限制，但要当心果汁，因为许多受到大众青睐的果汁，其真正果汁的含量少得可怜，你得找百分之百的纯果汁。通常，年逾五十的男性和女性每天需要一杯半至两杯的水果，两杯至两杯半的蔬菜，85克的谷类，142克的蛋白质以及三份乳制品。"我的餐盘"计划的网站提供了更多补充信息，也对每一份食物的大小做出了说明。豆类（除被归为蔬菜的豆角、青豆和豌豆之外）是植物蛋白的绝佳来源，它们被列入蛋白质类而不是蔬菜类。谷物分为全谷物（包含所有谷类）和精制谷物（经过研磨，去除了胚芽和麸质）。你必须保证每天85克的谷类有一半是全谷物。面食也是谷类。蛋白质包括肉、海鲜、蛋、禽肉、坚果、种子和豆类。乳制品包括奶或由奶制成的食物（如牛油、奶酪、酸奶、布丁和冰淇淋），豆奶也是奶制品。

知道你在吃什么

有许多极好的食物，如新鲜的水果和蔬菜，都是没有营养标签的。这大体上也无妨，因为它们本来就非常有营养。但是，你会在大多数包装食品上发现一个小小的罗列营养信息和生产配料的营养成分标签。如果你懂得如何阅读这些标签，你就会发现其实它很好用，它能帮助你做出更健康的购买选择。在上了年纪之后，读懂食品标签变得尤为重要，这是因为，为了你的健康和预算考虑，你得选择最具有营养价值的食品。这一信息通常被印刷得很小，有时还会使用对比不明显的颜色，如红色字体印在暗橘色的背景之上。你可以考虑在购物的时候携带一个放大镜。

第一个要注意的就是食用分量，因为其他所有数字都建立在这一基础之上。第二要检查的就是每一份所含的热量以及来自脂肪的热量。一个实用的经验法则是，少吃那些脂肪热量超过30%的食物。每日价值百分比（%DV）让你了解在每日膳食的2000大卡基础上特定营养的百分比。如果每日价值百分比超过了20%，那么这种食物就被视为该种营养的合理来源。反过来，如果每日价值百分比低于5%，那么这种食物就不是那种营养的可靠来源。

这些营养成分都是按重量顺序从多到少排列的。不要被糖和脂肪的不同名字所误导。例如，以"-ose"代表一种糖的类型，如蔗糖（sucrose）、葡萄糖（dextrose）或果糖（fructose）。此外，糖类可以依来源命名，如玉米糖浆、浓缩甘蔗汁、糖蜜或蜂蜜。脂肪的同义词包括猪油、黄油、人造奶油、氢化植物油以及"植物油"（如椰子油、棕榈油和葵花油）。

寻找纤维

古话说得好，人如其食。对我而言，这句话只有一半是真的——成就你的是被你消化的东西而不是你摄取的食物。纤维，又名粗粮，是不能被你的身体消化的那部分植物性食物，尽管会通过你的完整的胃肠道。但是纤维在维持健康方面具有许多重要作用，并且，在我们衰老的过程中，某些作用愈发关键。例如，纤维有助于缓解便秘，促进肠道规律性，减少进食后血糖发生的变化，降低食欲，同时也可能会降低罹患心脏疾病和直肠癌的风险。美国医学研究所推荐每天摄入 20 克至 35 克膳食纤维。大多数人远远达不到这一目标，普通人每天仅摄取 12 克至 18 克。有一个摄取大量天然纤维的简便方法是制作和食用"能量布丁"（Power Pudding），这是我从一位聪明的老年护理师那里学到的秘方：将一杯西梅汁、一杯麸片以及一杯苹果酱混合在一起，然后将该混合物放入冰箱。刚开始以每天早晨两汤匙为一"剂"。有的病人直接从容器里舀出来吃，有的抹在一片全麦面包上食用，还有的将它混合在麦片里吃。每隔三至四天可以增加些剂量，直到达成你想要的效果为止。

为你的餐盘加点色彩

正如我们之前讨论的，水果和蔬菜应该占餐盘的一半，它们同全谷类一起提供纤维、碳水化合物以及微量营养素。食用多种水果和蔬菜亦有捷径，那就是考虑颜色。色彩天然丰富的水果蔬菜富含强效抗氧化、抗病元素，如锌、维生素 C 和维生素 E，以及植物化学的叶黄素、玉米黄素和 β - 胡萝卜素。至于浆果，有一个黄金法则是，颜色越深，抗氧化功效越强。你每天的目标是至少吃四至五种颜色的食物（每餐至少努力吃三种不同的颜色）。不同色度的红色、橙色和绿色也算作单独的颜色。

利用蛋白质补充能量

肌肉的维持和重建离不开蛋白质，免疫系统的维护亦然。在衰老的过程中，我们的身体对蛋白质的需求似乎没什么变化，尽管针对此问题所开展的研究得出了不同的结果。要使蛋白质的需求和限制达到平衡很困难，尤其是在旅行和在外就餐的时候。禽肉、鱼肉、蛋、大豆、坚果和乳制品是低脂优质蛋白的良好来源。每日只需 56 克鱼肉即可降低高危人群罹患心脏病的风险。鱼肉中的 omega-3 脂肪酸对患有糖尿病、高血压和关节炎的人也有好处。慢性感染或疾病会影响蛋白质需求量。例如，蛋白质过量会加重肾脏负担，因此，慢性肾病患者通常得限制蛋白质摄取量。

爱上坚果、豆子和豆荚

坚果富含不饱和脂肪、镁和铜，是健康饮食不可或缺的部分。麻烦的是，它们的热量很高，却很容易一下吃很多。目标份数大小是 1/4 杯，即四平匙。无论是未加工的、烘焙收干的还是用油或不用油烤的坚果，其热量和营养价值都没有区别。盐焗的坚果含大量钠，所以得对照营养标签以确保钠的日摄取量保持在合理范围内。

豆子和豆荚也是蛋白质及许多其他营养素的健康来源。在你的膳食中加入丰富的豆子、扁豆和豌豆是提升饮食口感、增强饱腹感的好办法。

小心碳水化合物

碳水化合物（尤其是全谷类形式的碳水化合物）在均衡的膳食中起着重要的作用。然而，过于精细、过度加工的食物中的碳水化合物则容易使人食用过量从而损害健康。近年来，碳水化合物吸引了科学界、媒体和时尚饮食传播者的大量目光。尽管有些言论渲染过度，但快速了解一下饮食的生理机能和历史背景就能解释某些淀粉类食物比其他食物更健康的原因。

我们食用的不同种类的食物会释放出不同的化学信号，极大地影响身体消化营养的方式。在我们祖先的饮食中，无论主要营养来源是植物还是动物，碳水化合物对蛋白质及脂肪的比例一直保持稳定。当我们摄入足够的蛋白质和脂肪量时，身体就会发出化学信号提醒我们停止进食。可是，碳水化合物不会发出"吃饱了"的信号。这是因为，在大自然中，碳水化合物都存在于全谷类、豆类和水果这样的食物中，这些食物每磅包含的热量很低。只要碳水化合物未经加工，我们在吃下大量碳水化合物时都会产生一种愉悦的饱腹感，所以并不需要化学信号的提醒。

进化留给我们的另一个遗产是，我们的身体用饮食后血糖升高当作热量摄入重要且灵敏的衡量手段。身体使用这一化学信号来决定消化系统的工作量。在使用低密度未加工的碳水化合物时，血糖稍微升高提示刚刚摄入了大量食物，告诉身体做好准备消化食物、吸收营养。与此同时，胃部和小肠上段会示意胰腺分泌胰岛素帮助控制血糖的升高。

食物中能轻松被消化的糖的量是依照血糖指数来衡量的，它能反映摄入食物后血糖的升高情况。血糖指数低的食物只会让血糖微微升高，而血糖指数高的食物则会导致血糖飙升。血糖指数低的淀粉类食物有全谷类、豆子、豆荚以及高纤维谷类。而烘焙食品、经加工的谷类以及所有精面粉制品的血糖指数可能都很高。一般的规则是，血糖指数超过 55 的食物不如指数较低的食物健康。流行病学研究表明，饮食中血糖指数较低的人发生衰老性重大功能丧失（如糖尿病、心脏病和黄斑变性）的比例较低。近来在老鼠身上开展的研究显示，高血糖指数饮食会使得晶状体、视网膜、肝脏和大脑的糖基化终末产物增加 3 倍（还记得第 4 章的 AGE 吗）。

表 7-1   精选食物的血糖指数和分量

食物	分量	血糖指数
花椰菜	半杯	10
花生	三勺	14
豆荚	半杯	29
意大利面	一杯	41
香蕉	一只大的	53
白面包	两片	70
玉米片	一杯	84
烤土豆	一杯	85
即食米饭	2/3 杯	91

注：不同来源的值存在少量差异。

资 料 来 源：K. Foster-Powell, S. H. Holt, and J. C. Brand-Miller, "International Table of Glycemic Index and Glycemic Load Values," *American Journal of Clinical Nutrition* 76 (2002): 5-56; F. S. Atkinson, K. Foster-Powell, and J. C. Brand-Miller, "International Table of Glycemic Index and Glycemic Load Values," *Diabetes Care* 31 (2008): 2281-83.

让瘦人长点肉

脂肪有两种基本类别。不饱和性脂肪是人体每天用于修复细胞膜、维护神经组织、生成激素信使和提供能量的重要活性脂肪。之所以被称作"不饱和"是因为它们在化学结构上有一些双键，基本上，这意味着它们不带满氢原子。不饱和脂肪在室温下呈液态，因为双键导致结构弯曲从而使脂肪无法整齐堆叠。富含不饱和脂肪的食物众多，如三文鱼和沙丁鱼这样的多脂鱼、坚果、牛油果和橄榄油。

另一种脂肪是被人体存储以备将来能量需求的饱和脂肪。饱含氢原子，这些脂肪的结构是直的，可以紧凑的堆积，使它们能够在室温下保持固态。它们也不像不饱和脂肪那样会迅速变质。这一特性使饱和脂肪食物产品具备更长的贮藏寿命，方便了大量饱和脂肪制成的商品的成批运输。饱和脂肪含量高的食物有红肉、奶制品、馅饼、曲奇饼、薄脆饼干、甜甜圈以及几乎所有油炸食品。

不饱和脂肪能为人体提供宝贵的能量和其他益处，但饱和脂肪的主要问题是促发炎症，而炎症会导致心脏病、中风、恶性肿瘤、关节炎，还可能引发某些类型的痴呆症。此外，过量饱和脂肪的存在会导致人体出于修复细胞膜的目的，以饱和脂肪来代替不饱和脂肪。以直的结构尝试强行挤入扭曲的空间不仅是无效的，还会在饱和脂肪所处的位置为炎症就地提供病灶，通常是在血管壁上。

补水、补水、补水

我们也许不能把水当作一种营养素来考虑，但是从很多方面来看，它却是最重要的营养素。由于肾脏功能会随年纪减弱，摄入足够的水就变得越来越重要。即便是轻微的脱水也会导致便秘，而摄入足够的液体则有助于缓解这种趋势。不要等到口渴才喝水。口渴机制会随年纪的增长而衰退，因此，假如你不有意识地饮用足够的水，那么晚年的你发生脱水的可能性更大。

每日要争取饮用大概两升的液体。我的一位病人在冰箱里放了一个容量为两升的容器。她每天傍晚都用它盛满新鲜的水，并且保证在第二天结束之前喝完。

发挥创意

上年纪之后，味觉和嗅觉的减退也许会让我们面对营养美食提不起兴趣。补偿这些变化的方法是食用多种不同质地和口味的食物。不要过度烹饪蔬菜，那样只能做出平淡无味的糊糊。试着使用咖喱、莳萝之类的香草和香料来提味，同时找对烹饪技巧，让食物更美味。

当心营养不良

在当代美国，相比营养不良，肥胖正日益变成更加受到大众关注的健康问题，而且肥胖还会加剧许多衰老性生理变化。另外，营养不良却可能成为老年人最关注的问题，主要是因为许多老年人都依靠微薄的固定收入生活，而部分老年人存在味觉和食欲退化的问题，也有可能患上影响饮食的疾病。牙齿的缺失也会导致营养不良，这是因为人在食物的选择方面受到了更多的限制。营养不良的人抗击疾病或伤痛的气力也打了折扣，所以他们患病后通常需要更长的时间才能完全康复。营养缺失还会导致其他并发症，如压力性溃疡、感染、肌无力、步伐不稳或摔跤等。

如果你增重很困难，那么，你就要同医生讨论自己的情况，这很关键。每天要确保吃三顿饭，同时考虑加三次零食。一顿饭都不能少。首先要在膳食中加入热量最高的食物，并且考虑服用液体膳食补充剂。如果你有搅拌机，可以试着用全脂奶制作方便早餐，并加入一只香蕉和其他新鲜水果制作营养小食。广告里广而告之的营养补充剂对你也有帮助。

饮食和锻炼的微妙舞蹈

我们在第 6 章探索了锻炼的生理学基础，因为它与健康的衰老息息相关。本章关注的重点是我们食用的食物所带来的影响。但是，饮食和锻炼并不是完全独立的事情。其实，我们吃下的食物和运动的方式之间彼此影响很大，进入老年之后，这些因素综合起来会极大地影响我们的健康和活力。

数千年来，我们的祖先在每顿饭都重要、每一单位的热量都珍贵的条件下进化着。因此，我们的身体并不习惯过度饮食。在觅食没着落、食物供给随季节变化的条件下，我们的祖先一方面存储着营养（如脂肪），另一方面减少活动以大幅度降低能量消耗，以此来适应即将到来的饥荒期。对于我们现代人而言，这意味着我们祖先的身体把休止状态解读为一种饥饿的信号，触发身体疯狂地储存能量来抵抗（已感知到的）即将到来的饥饿期。

其实，食用大量食物会触发另一种生物化学过程，这只会让不健康的饮食习惯更加恶化。例如，吃 1000 卡热量的快餐主菜——巨无霸干酪汉堡包、汽水和炸薯条——会让血糖飙升，这会让你的身体表现出刚吃下一顿 8000 卡至 10000 卡热量的"天然"大餐的样子。为了应对这顿大餐，消化系统会过度启动，使大量胃液和胰岛素分别涌入胃肠道和血液。由于我们的身体并不能适应这种过度饮食，所以它会吸收所有热量，并且把多余的热量以脂肪的形式存储起来，这表明，这样的大快朵颐以后都不大可能再有了。然而，这种餍足感并不会持续很长时间，在血糖飙升过后，接踵而至的是血糖的突然回落，由于过量的胰岛素已经加入进来，使我们再次产生饥饿感，胃口大开地迎接下一餐。在这种情形下，我们的身体弹跳于大餐（以热量过度为信号）和饥饿（以休止状态和血糖骤减为标志）之间。多年之后，这种模式会引发肥胖症、心脏病、糖尿病以及其他降低生命质量、缩短寿命的慢性疾病。

颠覆这一基本生理状态最简单的方式就是经常锻炼。运动会告诉身体，饥饿并不迫切，所以也不必将能量转化成脂肪储存。虽然大众媒体的关注点都在脂肪燃烧之上，但锻炼的真正益处并不是燃烧热量，而更多地在于为身体传达这一信息：生长环境很安全，只需维持自身即可，储存脂肪以防饥饿并无必要。现代人的生活方式与人类祖先留下来的进化遗产之间的冲突是可以被克服的，方法就是拒绝过度加工的饮食、减少膳食中淀粉和饱和脂肪的量，以及选择血糖指数低的食物。

第 8 章

锻炼身体的具体方法

我能做 60 个俯卧撑，这种锻炼对我而言已经足够了。

——马克·吐温

一切真正伟大的思想都是在走路时诞生的。

——弗里德里希·尼采（Friedrich Nietzshe）

正如寓言故事里的马匹、马车、车夫和车主一样，无人能替你维护你的马车。你得清醒地采取行动、尽心尽力。努力也是必要的，如果你天生不擅长体能活动，就更需要努力。但是，考虑到身体和大脑所获得的裨益，这种努力是完全值得的。

在开展锻炼方案之前，你需要拜访医生以确定其是否安全。有些人患有隐性心脏病，如果你属于危险人群，那么，你的医生可能会建议你在开展剧烈锻炼项目之前进行心脏应激试验。另外，如果你并不经常锻炼，又惯于久坐，那么你可能就不适合剧烈锻炼项目。开始要慢，循序渐进地达到锻炼的目标。每次锻炼都要做到开始时热身、结束后放松以降低受伤的概率。

■ 激发动力

为了让大家都明白，我必须承认我自己并非天生具备锻炼积极性的人。从理智层面上，我了解锻炼的益处，也明白经常锻炼会如何维护我的健康。尽管如此，我依然艰苦地挣扎着。我无法为运动找到有趣的动力，我钦佩那些为体能活动疯狂奋斗的"健身狂人"。对许多人而言，锻炼的主要挑战在于迈出第一步和持之以恒。

如果你觉得很难产生锻炼的动力，那么我可以凭经验告诉你，把锻炼融入其他综合活动中会为你带来满足感和乐趣。数年前，我们全家出动，花了很长时间取得了跆拳道黑带水平。每节课后我们都汗流浃背，疲惫的同时也感到满足。我为学习一项有用技能付出了努力，形成了自律性，与家人一同锻炼也成了我的必要动机，让我能够持之以恒，最终达成目标。

一项锻炼的开展通常就是获得了一半的胜利。从某种意义上说，这归结于"放手去做"。本章接下来会提供一些具体的锻炼选择，但现实是，锻炼的规律性比其细节更重要。你必须形成锻炼的习惯。幸运的是，我们的大脑能够通过化学物质多巴胺的活动来养成习惯。多巴胺可以通过学习得到刺激，有助于把你的意愿和达成意愿的方式传达给大脑。你可以通过每次锻炼时给自己一些小小的奖励来利用这种生物化学过程。这能够刺激多巴胺，帮助你将锻炼从目标导向转变为习惯导向的活动。

这些被你同锻炼联系在一起的目标或奖励可以是物质的也可以是精神的，只要能够激发你便好。例如，假如你把它视作独处、沉思或缓解压力的一段时间，你也许会更喜欢锻炼。你可以提醒自己，实现力量练习或减重的目标能为你带来多大的成就感，并借此激励自己。你还可以给自己一些近在咫尺的奖励，如一个新的智能手机应用程序，你最喜欢的电视节目或有营养的零食。坚持锻炼可降低早逝的概率，或许这就足以激励部分人群了。

需要多大的运动量

30 余年来，我一直请求那些长寿的病患分享他们的长寿秘诀。几年前，我曾为一位老农夫看病，他来自偏远的农村。他的女儿 65 岁，她认为自己 90 岁的老父亲需要好好做一次体检，因为他已经 40 多年没看过大夫了（这也许才是他长寿的真正秘诀）。总体说来，老人的身体挺硬朗，于是我也询问了他健康长寿的秘诀。他略加思考后说道："我真的没有长寿秘诀，但可以告诉你一个事实，那就是我每天干活都干到汗流浃背。"需要多大的运动量？我认为老农夫的回答就是最佳答案。

一项针对 17000 名哈佛大学校友的研究基本总结出了一个定论：在锻炼这件事情上，总是聊胜于无。每周通过锻炼消耗热量超过 700 卡的人比其他人活得长。中速散步半小时能消耗 150 卡的热量，所以一周 7 天每天散步半小时就能超越 700 卡这一门槛值。这项研究还表明，锻炼的强度越大，身体获益就越多，每周消耗的热量高达 2000 卡。这些发现亦在其他研究中得以验证。

我必须指出，上述研究的对象群体通常都相对富裕，教育背景也比较好。尽管对健康的影响重大，但锻炼并不一定能克服其他环境因素对健康的影响，而这些影响通常是有害的。例如，我曾为许多打工者提供医疗服务，这些人虽然每天都从事大量的剧烈运动，并且坚持了许多年，但仍有人年纪轻轻就经历了残疾，甚至英年早逝。我不敢断言他们的情况会因增大锻炼量而得到改善。然而，这些个例并不能推翻大部分人（尤其是惯于久坐的人们）通过锻炼而受益的事实。

形成自己的习惯

理想的锻炼习惯可依照你自己的喜好、体能和调度限制而定。在这方面，每个人都是不一样的。表 8-1 针对受推荐的锻炼类型及其运动量提供了通用指南，它们已被证明对大多数人有益。不过，与遵从这一指南相比，更为重要的其实是打造更能激励你、让你坚持下去的运动习惯。有的人喜欢常规化，而有的人渴望变化。对一些人而言，在特定的时间和地点进行特定的锻炼活动是最好的，但其他人则认为混搭能给他们带来更多的乐趣和动力。你得找到自己的方式来享受锻炼。在锻炼的同时听听播客、有声书或音乐亦有帮助，你会感觉事半功倍，时间也过得很快。

表 8-1　锻炼的类型和益处

锻炼类型	主要益处	目标量
热身运动	降低受伤风险，提升运动表现	每次锻炼热身 5 至 10 分钟
有氧运动	强健心脏、双肺及脉管系统	每天 30 至 45 分钟（每周至少 3 次）
抗阻运动	强健肌肉，改善虚弱	每天 30 至 45 分钟（每周 2 至 3 次）
韧性练习	降低受伤风险，促使身体放松	每天 15 分钟
平衡练习	降低摔倒的风险	每天 10 分钟
放松练习	缓解疲劳和酸痛感	每次锻炼后放松 5 至 10 分钟

热身运动

从字面即可看出，热身运动就是把体温提升一两个摄氏度（1.5 至 3 华氏度），为锻炼做准备的过程。热身运动让紧绷的肌肉得以放松，让心脏和肺部做好准备迎接增加的活动量，还可以改善体能，减少受伤的风险。每次锻炼都得先做热身运动。

先从关节活动开始，依次放松你的双手、双臂直至脚趾。慢慢地顺时针、逆时针扭动关节，直到你感到关节放松、行动自如为止。你可以慢慢来。

在关节得到放松后，你可以进行 3 至 5 分钟的轻度有氧运动，如分腿跳、俯卧撑和原地慢跑。这样做的目的是让血液迅速流向肌肉以及提升体温。记住，这是热身而不是你日常锻炼中剧烈运动的部分。

最后，做几组热身拉伸运动。为了降低受伤概率，你得等到肌肉发热且较为柔韧时再进行拉伸。切记拉伸只是热身运动的最后一步而不是整个热身运动。换言之，不要以拉伸运动来拉开锻炼的序幕。拉伸你的背部、两侧、颈部、胸部、大腿和小腿。务必要拉伸你打算锻炼的部位的肌肉。缓慢而放松地活动，让你的肌肉自然伸展——不要蹦跳或猛拉。在伸展过程中轻微的拉扯感是正常现象，但是拉伸绝不会产生痛感，如果你感觉到疼痛，那就立刻停止。在你完成拉伸运动后，你便可以开始锻炼的主要内容了。

有氧运动

从根本上讲，有氧运动是指一切能加速心率，促使人进行深呼吸的活动。常见的有氧运动有跑步、游泳、骑行和劲舞。有氧运动有利于心脏、双肺和血管系统，继每天半小时的散步之后，它应该成为你锻炼计划的核心。

要测量一项有氧训练的强度，计算最大心率（即当你拼尽全力时心脏每分钟跳动的次数）是最主要的方法。最大心率的基本计算公式是 220 减去你的年龄。假如你有 60 岁，那么你的最大心率就是 160，虽然男性和女性的计算公式略有不同。除非你已经达到巅峰状态，否则不要尝试达到你的最大心率值，因为你的身体会受到严重的损害。

大多数有氧训练会令你达到你最大心率的 60% 至 80%（以 60 岁为例，能达到每分钟 96 至 128 次），并且在此范围内至少维持 30 分钟。如第 6 章所述，要让白细胞介素 -6 激发你的基本生物化学过程从衰退转为生长和修复至少需要 30 分钟。大约在达到最大心率的 60% 时，你的身体主要在燃烧脂肪。身体健康的人可以连续几个小时保持这一状态。当你达到最大心率的 80% 时，你燃烧的是氧（所以称为有氧运动）。如果身体很健康，你可以把这一状态维持 1 小时。在这一水平下，你的身体会促使线粒体大量增加，从而增强抵御氧自由基的能力。

需要强调的是，在你开始锻炼时，热身是最重要的。不要急急忙忙地在健身器材上使劲跳或在街头狂奔。所有专业运动员都有热身环节，你也得热身。热身的主要意义是减少运动损伤。

开展有氧运动有一个重要的细节是买一个心率监测仪，这是因为，没有它你就无从判断自己的心率。当你达到极限的时候，监测仪会显示你的脉搏突然每分钟加快 10 至 20 次。例如，你的心率原本稳定在每分钟 98 次，却突然升至 115 次，这便是要你停止运动和休息的信号。即便你只运动了 10 分钟，你的心脏也在告诉你不能再继续了。切勿试图超越这一临界点。

抗阻运动

抗阻运动其实就是举重，目的是增强肌肉的力量。你可以选择抗阻力健身器材、力量训练器、阻力带或其他类似的器械来完成。一周进行两至三次抗阻运动，每次 30 至 45 分钟能显著提升核心有氧运动的效果。

据记载，最早进行渐进式阻力训练的是克罗顿（Croton）的米罗（Milo），他是公元前 6 世纪希腊的冠军运动员，也是毕达哥拉斯的朋友。据说，他曾把一头 4 岁的公牛扛在肩上步行数千米。他还完成了一个壮举，把一头刚出生的牛扛起来，每天都坚持，直至它成年。

虽然说你大可不必把一头成年的公牛扛在肩头，但是，你可能会很惊讶地发现，年纪越大，坚持抗阻锻炼的益处越多。曾有人在一家养老院研究年逾 90 的老人，结果显示，经常进行抗阻运动有益于力量、平衡感、韧性和有氧能力的提升，肌肉的大小和力量提高了近 3 倍，摔倒的概率也大幅降低。虚弱在某种意义上是指肌肉质量的流失，所以，通过强化肌肉以改善虚弱也不足为奇。

抗阻运动对你的心理健康也有好处。有证据表明，抗阻训练能促使骨骼肌分泌谷氨酸盐，它是大脑中最强大的兴奋性化学信使，关系到学习力和记忆力。有意思的是，有研究表明，养老院里患有阿尔茨海默病的病人在参与锻炼之后，其身体和大脑功能退化都比不参加时有所减缓，尽管无证据证明谷氨酸盐与此变化有关系。

在开始受阻训练之前，找一位经验丰富的教练是比较谨慎的做法，这样可以降低受伤的风险。一旦你对这一项目有了感觉，你就可以自己锻炼了。运动生理学家提出，当肌肉达到其单次最大力量的 80% 的时候，我们从受阻运动中获得的益处最大。譬如，如果你的肱二头肌一次弯举能举 23 千克，那么，你的举重方案就是举 18 千克的重量，重复举 6 至 7 次。当你能够重复 10 次动作的时候，你就可以增加重量，并回到举 6 次的状态。速度并不是重点，求快容易让你受伤，所以重复动作要缓慢。

韧性练习

韧性练习是指降低关节受伤风险，这有助于放松并缓解压力的温和的伸展运动。典型的韧性锻炼有太极、气功和瑜伽。每天要持续 15 分钟来做韧性练习。有认证资质的教练具备适当的技巧，能给你带来帮助。

韧性练习是如何起作用的？由于你的肌肉得到了伸展，每一个肌肉纤维都绷到了极限，空闲的部分也被结缔组织（肌腱和韧带）占据。这一过程能矫正所有失调或受损的纤维，让他们朝张力方向重新排列。重新排列是增强关节和肌肉健康的关键。通常，伸展大约维持 20 秒，放松 15 至 30 秒，伸展一共需要重复 3 至 5 次。每次伸展都试着放松和呼气。规律的韧性训练会让你的身体上半部分在 4 至 6 周内显现出成效，而下半身韧性的改善则要花两三个星期。

平衡练习

人上了年纪，平衡能力也变得越发重要。进行平衡练习是为了提高保持稳定的能力和减少摔倒的风险。

最简单的平衡练习就是单脚站立。试着单脚站立至少 1 分钟，每条腿单独站立 3 至 4 次。如有必要，为防止摔倒，可以在找平衡的时候把一只手轻轻地放在椅子上。如果你在单脚站立时感到自在了，可以在站立时把双手环抱在胸前。如果这样还嫌简单，那么就把眼睛闭上。终极难度是在枕头或其他软面物体上单脚站立。这样做的目的是寻找有挑战的级别而不是追求难度和危险。如果你感觉站得很稳了，那么就把这项锻炼融入你的日常生活，在早上刷牙时进行单脚站立。

还有一个不错的平衡练习是串行步列：像走在一根紧绷的绳子上一样走直线，脚跟先着地，脚趾后着地。警察经常会让有醉驾嫌疑的司机这样做，以检测其是否清醒。你走得越慢，这个任务就越困难，就像用很慢的速度骑自行车一样困难。你可以将双手环抱在胸前以增加难度。

如果你觉得这些练习很困难，那么你可以用锻炼你的大腿和小腿的方式来提高平衡能力。站直，把双手放在椅背上，右腿伸直向后抬起，注意膝盖不能弯曲，身体也不能倾斜。这个动作能伸展你的髋伸直肌群，而该肌群是良好平衡能力的关键。每条腿重复 10 至 12 次。然后慢慢把你的右腿伸到侧边，使其离地 15 至 20 厘米，同时保持膝盖不弯曲。保持该动作 15 秒，然后放下。每侧重复 10 至 12 次。为加大难度，只用一根手指触碰椅子作为支撑，或者做出前进的样子高高抬起你的腿，并定点保持住，同时让你的大腿同地面保持平行，这样做是为了锻炼髋屈肌群。最后，脚尖慢慢绷起并保持 15 秒。重复此动作 10 至 12 次。

放松练习

做完运动后，由于肌肉进行了最大程度或接近最大程度的拉伸，从而产生了乳酸，你的肌肉会有疲劳、抽筋、紧绷和酸痛的感觉，这时你可以花 5 分钟时间做放松练习以缓解症状。这一放松练习就是热身运动的翻版，你可以做一些轻微的伸展运动，直到你的心率降至正常水平。

■ 锻炼时融入创意

假如这一切听起来都难以坚持，你也不必沮丧，因为要将有氧、抗阻、韧性和平衡练习结合融入你的日常习惯，方法多得是。你可以慢慢地实验，找到你喜欢、时间又合适的综合运动方式。有的人喜欢群体锻炼，这样做或为交友，或为相互打气。还有人则把锻炼当成独处或放松的时间。在找到适合你的方式之前，你可以一直尝试。

虽然这些运动属不同类型，但也有许多重合之处。例如，太极和气功能同时锻炼人的平衡能力和韧性；瑜伽、普拉提以及许多武术通常都具备这种功能，有氧和抗阻运动亦然。如果你觉得很难抽出时间足量完成每一项运动，那么你可以尝试把这些运动相结合，让你一次能完成多种训练。例如，在和朋友进行一周一次的约会时，你们可以用散步代替喝咖啡。

锻炼的关键是执行。12世纪的诗人萨迪（Saadi）在其作品《蔷薇园》（*Rose Garden*）中说道："研究智慧却不实践，就好比耕出一块地却不播种。"你可以根据自己的喜好选择锻炼方式，并形成日常习惯。不要找借口，迈出第一步。

有了上天赐予的记忆力，我们在十二月也能拥有玫瑰。

——J.M. 巴里（J.M.Barrie）

阅读只能以知识丰富大脑，唯有思考，才能让读到的东西
变为自己的。

——约翰·洛克（John Locke）

优雅老去的秘诀 3
激发头脑

　　意大利文艺复兴时期的杰出才子米开朗基罗·博那罗蒂（Michelangelo Buonarroti），其艺术生涯持续了 70 年。在生命的最后 30 年，他表现出了无穷的创造力，直至他于 1564 年 2 月 18 日以 89 岁高龄辞世为止。他把自己的成就归功于大脑而不是双手。1508 年，米开朗基罗受教皇尤里乌斯二世（Pope Julius Ⅱ）委任绘制了西斯廷教堂的华丽壁画。其中最负盛名的就是《创世纪》(Creation of Adam)。

　　在这幅熟悉的壁画中，我们看到亚当和上帝朝彼此伸出手，亚当似乎要从上帝手中接过什么东西。这个礼物会是什么呢？他已经长成了，是有血有肉的活人。米开朗基罗在画中藏了一个特殊的信息来解释这一谜题，却被学者忽视了近 500 年。到了 20 世纪 70 年代末，印第安纳州的弗兰克·林恩·梅什博格医生（Frank Lynn Meshberger）发现，在这幅画中，上帝是从人类大脑的右脑中出现的。画面同大脑的形状和剖面很接近，包括额叶、脑桥、视交叉、脑垂体、小脑和基底动脉。米开朗基罗借象征手法表明，智慧就是上帝赐予亚当乃至全人类的礼物。

智力方面的变化也许才是衰老最可怕之处。明显的智力障碍威胁着我们的生活和我们的独立性，因为我们是用大脑来感知和应对环境中的危险的。大多数人是不必担心丧失智力的。认为一切智力功能都会因衰老而减退的想法危害更大。每一个小小的错处都被恶意解读，因此，人们也开始认同这种宣扬社交孤立和丧失自尊的偏见。

在老去的过程中，通过激发大脑，我们其实能够拓展创造力，沉积智慧和感知力，做的是加法而不是减法。在探索衰老给大脑带来的变化时，我们会发现，智力功能并不一定会减退，而且学习能力也可以持续终生。这些老人（米开朗基罗、莫奈、雷诺瓦、本杰明·弗兰克林、瓦尔特·惠特曼等）的智慧贡献有力地证明，晚年是一个多样性、创造性和实践性相互碰撞而出成果的阶段。

晚年，我们使用智力的方式可能会有所改变。某些方面的记忆力几乎不会改变，有些则变化很大。有研究表明，较之从前，我们的推理能力不再抽象，反而有更加具体化和复杂化的趋势。另外，在经受压力时或在时间紧迫的情况下，老年人的表现没有其年轻时好。你可能得改变自己的应对策略，凡事都要深思熟虑，更好地掌控自己的情绪。有了多年的丰富经验和思考，有的人能在环境中活得超然，这便是我们说的智慧，它是一种在当下甄别真相，看清表象背后的本质的能力。

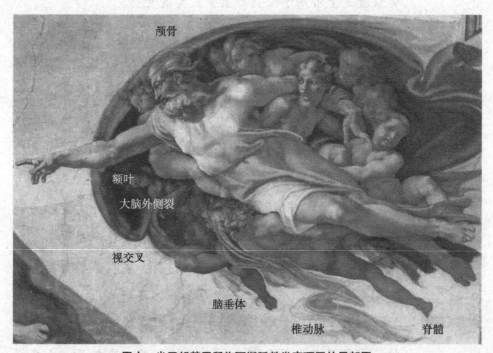

图 1　米开朗基罗所作西斯廷教堂穹顶画的局部图

注：弗兰克·梅什博格，从神经解剖学解读米开朗基罗的《创世纪》。

资料来源：*Journal of the American Medical Association* 264 [1990]:1837-41.

第 9 章

衰老与记忆力

　　你心中的永恒，是对生命永恒的感知。它知道昨天不过是今天的回忆，明天不过是今天的梦想。

　　　　　——卡里·纪伯伦（Kahlil Gibran）

　　我们为什么能记住鸡毛蒜皮的小事，却不记得我们经常对同一个人讲述这件事？

　　　　　——拉罗什富科（La Rochefoucauld）

1827 年 3 月 27 日是路德维希·范·贝多芬（Ludwig van Beethoven）与世长辞的第二天，在这一天，人们解剖了他的遗体。结果显示，其大脑沟壑显得又宽又大，异于常人。这些在贝多芬身上找到的言过其实的发现究竟只是有趣的巧合还是连续数十年从事高水平认知活动的结果呢？

人类的学习能力以及记忆力着实了不起。这些能力会终身陪伴着我们，大脑也会不断形成新的神经连接。但是，我们的大脑会随衰老而产生变化，上了年纪的人通常会在处理速度、短时记忆以及某些类型的长时记忆上经历一些细微的变化。同时，老去的我们罹患痴呆症的风险也会升高，如阿尔茨海默病。然而，不是每一个人都会罹患这些疾病。尽管老年人在学习方面得比其年轻时花费更多的时间、付出更多的努力，可是，学习新事物的乐趣（以及回忆过往的乐趣）能够大大提高我们的生命质量。

一个人的记忆能力在很大程度上受到整体健康状况、兴趣、动机和活动的影响。让我们一起来了解一下记忆是如何形成的，晚年的我们会经历怎样的变化，以及我们从记忆力的价值和重要性中能够得出怎样的结论。

■ 大脑是如何运转的

简单来说，你可以把大脑一分为二地当作两个各司其职的半球来看待。卡帕多西亚①的阿雷提乌斯（Aretaeus）在公元元年指出，左半球控制身体的右边，右半球控制身体的左边。此外，左半球负责顺序和分析，通常还负责判断，而右半球则负责整体、直觉和语境，负责同步整合信息。左脑处理象征和言语，而右脑处理图像。

在基本层面上，我们的大脑是一系列相互关联的神经细胞，或曰神经元。大脑作为一个整体会随着人的衰老而缩小，但是，这似乎主要是由神经元内部缺水所导致的。尽管某些神经元会在晚年凋亡，但更多的神经元是在童年失去的。之前，人们认为脑萎缩和神经元大量死亡的元凶是衰老，而现在则被认为是由疾病导致的，如阿尔茨海默病。神经元凋亡的速度在大脑的不同部分呈现出差异。举例而言，与掌控呼吸等基本过程的脑干相比，在记忆力方面起着重要作用的海马体的神经元凋亡速度更快。

我们的神经细胞数量比实际使用的多得多。例如，有文献表明，智商水平正常的人，其大脑灰质非常少。同时，有许多如控

---

① 小亚细亚东部的古王国。——译者注

制身体水分或精细肌肉运动的功能仅在神经元死亡 80% 至 90% 的时候才会受损。其原因可能是神经元之间的相互联系比神经细胞的数量更重要。

神经元通过复杂的关联来产生联系，这种关联被称为突触。细胞的末端名为树突（源自希腊语，意为"像树一样的"），它如同森林中的树木一般伸开枝叶去接触其他神经元的末端。当一棵树倒在森林中，周围的树木会生出新的枝叶来填补这一新腾出的空间。同理，我们的脑细胞亦会继续生长，并因时（地）制宜地重组模式。这有力地说明，我们的大脑并非一成不变，它会随衰老而逐渐衰退，但是，通过全新且多样化的相互关联，亦有潜力变得更加复杂。这种持续的重组模式是否构成了智慧的基础神经架构？

大脑的生理变化对思维和行为的影响究竟有多大？哪些心理变化是我们能实实在在地预期到的？和衰老带来的身体变化一样，每个人所经历的心理变化也都截然不同、类型各异。身体和认知的衰老之间亦有明显的相互影响。有的人由于身体限制越来越大，愈发眷念内心世界，喜欢回想过往的人生经历，在意生死。我们也可以利用这种想法来抵消或补偿生理上的脆弱，或者利用身体活动或保养活动（如睡觉）来激发大脑、休养生息。

作为身体的指挥中心，大脑在许多层面上同时运行，这也反映出了我们那个关于马匹、马车、车夫和车主的类比。表 9-1 举例说明了大脑功能及其记忆类型的某些联系。请注意，从左上方的直觉和身体领域至右下方的情绪和智性层面，这些记忆越发复杂。激发头脑是为了保持本能、身体、情绪和智力，使这一过程得到塑造和再平衡。该表格的重点是，许多类型的记忆都同身体、情绪以及心理功能的各方面有关联。例如，用于学习骑自行车的记忆（介于身体记忆和智力中枢之间）就不同于知觉的记忆。

表 9-1　按大脑功能分类的记忆类型

脑中枢 记忆类型	本能中枢	行动中枢	身体中枢	情绪中枢	智力中枢
本能记忆	细胞功能	知觉	基本意识	基本情绪	直觉
生理记忆	反应	模仿	协调	适应	学习新行为
情绪记忆	机械表达	好恶	通常意识	良知	艺术创造
智力记忆	言语复述	理解新事物	认识危险	求知欲	创造性构建

资料来源：M. Nicoll, *Psychological Commenteries on the Teachings of Gurdjieff and Ouspensky,* *5* vols. (London: Robinson & Watkins, 1952-56); adapted from K. R. Speeth, *The Gurdjieff Work* (Berkeley, Calif.: And/Or Press, 1976), 37.

■ 记忆是如何运作的

究其本质，记忆就是对信息的储存和读取。在功能上，它基于大脑的神经连接。帮助我们完成日常任务和学习新事物的记忆有好几种类型。

短时记忆，有时被称为工作记忆，是指持续时长约 1 分钟的记忆，如在拨号前记住一个电话号码。短时记忆会随衰老而减退，所以记住新近事件的细节越发困难，例如，你把车停在了商场的哪个区域。

而**长时记忆**的持续时长则比较长，是指人们保持数天甚至数十年的记忆。其中有一种被称为本能或**程序性记忆**。程序记忆能让我们在不自觉的情况下工作，如骑自行车、开车、弹奏某种乐器以及把一封信打出来。这种记忆帮助我们施展各种技能，完成各种任务和程序，即便其他记忆都减退了，这种记忆也能保持完好。例如，我有一位年迈的病人患有严重的痴呆症，她不认得刮土豆的削皮器，也叫不出它的名字，但是，假如你给她一个土豆，她却能娴熟地用它刮土豆皮。尽管记忆严重受损，但她的程序记忆却并无损伤。

长时记忆还包括意识或曰**陈述性记忆**。陈述性记忆包括回想、搜寻和读取需要意识和思考的事实信息。有一种陈述性记忆被称为**语义记忆**，利用的是我们记住事实的基本知识。例如，伦敦是英格兰的首都，斑马身上有条纹，多数的鸟类都能飞。这些事实未必同我们习得它们的方式或时间有关。我们使用这种语义记忆来匹配储存信息和环境中的信息。这种能力不会因衰老而显著退化。

还有一种陈述性记忆是**情景记忆**，它所利用的是生活经历中的特殊情景或事件，如在你 16 岁生日时发生的事情。情景记忆似乎被储存于海马体中，可能会随衰老而退化。一般来说，当我们处于自我中心的清醒状态中而受到惊扰（通常是某种强烈的情绪），使我们采取全新的方式看待世界的时候，情景记忆最为深刻。通过捕捉这些包含清醒意识的经历，情景记忆在某种方式上起到了记录个人意识演变的作用。

　　基因和生物层次记忆的基本机制主要承袭自我们和软体动物以及蜗牛的共同祖先。同阿尔维德·卡尔森（Arvid Carlsson）、保罗·格林加德（Paul Greengard）一道，埃里克·坎德尔（Eric Kandel）于 2000 年凭借其在记忆的生理学和生化学方面的开创性研究获得了诺贝尔奖。他的研究将短时记忆同现有突触的功能变化联系在一起，将长时记忆同突触的相互关联数量联系在一起。

　　我们的大脑似乎有着数千兆比特的储存能力，但这一能力显然也是有限的。和电脑一样，我们可以载入新信息（事实和经历皆可），也可以载入新程序（或处理和使用已存信息的方法）。我们的记忆能力不会增加，但我们可以重新编写大脑程序，以全新的方式储存和使用信息。

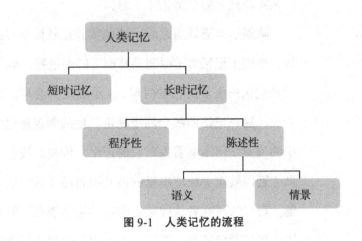

图 9-1　人类记忆的流程

间隔效应

　　我们形成和保持记忆的方式具有某些独特的模式。其中一种被称为间隔效应：对于重复发生的事件，我们记住时间间隔较长事件的能力最强。原因何在？也许从进化的角度来讲，这一策略使得极为频繁的重复事件（如从溪流中取水）被抹去，没有存储下来，为大脑省下脑力和能量去处理更为重要的、不大频繁发生的事件（如记住上回捕杀野牛时发生的事情）。

间隔效应是由德国心理学家赫尔曼·艾宾浩斯（Hermann Ebbinghaus）发现并于 1885 年提出的。他在研究记忆时用尽各种方法，包括创造了 2700 个无意义音节，如 BOK、YAT，然后尝试记住这些随机的组合。这一过程沉闷至极：为了科学的严谨性，他使用节拍器每秒记住并背出两个半无意义音节。仅一项研究就需要 15000 次背诵。他连续一年每天都在做这些实验，三年后又重新把它们全部做了一遍！

除揭示间隔效应之外，他的实验还延伸至习得曲线和遗忘曲线，描述了记忆力随时间推移而下降的过程。他发现，20 分钟过后是记忆损失最厉害的时候，1 小时之后会再次减退，等等。一天后，这一记忆曲线会趋于稳定。他的调查还包括，物品在清单中的位置如何影响着人对它的记忆。例如，我们往往对最近的信息（近因效应）或清单里的前几项物品（首因效应）印象最为深刻。现代的研究者认同艾宾浩斯的主要观点，但其记忆和遗忘曲线的确切形状还是引发了一些争议。例如，强烈的情感记忆（如 2001 年 9 月 11 日）会改变曲线的形状。

可恢复性和稳定性

记忆还有两个重要的概念是可恢复性和稳定性。在细胞层面上，可恢复性是指神经元应对刺激的效率。它是回忆的生物化学基础，是从记忆储存中搜寻和读取信息的能力。稳定性反映着记忆的持久性，换言之就是它们存续的时长。随着稳定性的减退，可恢复性也会降低。可恢复性和稳定性因人而异，而不同的事物也具备不同的特点。例如，为了在社交场合引人注意，爱炫耀的人可能更善于记住琐事。

如果有一件事你从来都没有想起来过，可恢复性就会降至零，你会彻底忘记它。然而，如果你在可恢复性降为零之前存储了联系，稳定性就会大大增强。这意味着在遗忘发生之前，重复间隔变长了。如果可恢复性已经很高，那么，在间隔效应的作用下，额外的重复并不会提高记忆的持久性。间隔较长的重复能使记忆更为持久。

遗忘的价值

记忆需要遗忘，因为在生理上，我们没有足够的空间来储存一切人生经历。由于无法将纷至沓来的感知和想象的信息全部加以存储，所以必须在输入阶段进行过滤，遗忘掉不必要的信息。可是，遗忘是否也存在某种顺序或模式呢？因为接连的刺激会提高相关性，所以我们很可能是依照相关性来遗忘的。然而，因为进化过程不受人类的行为意志干扰——不是我们选择了进化，而是自然迫使我们进化，所以我们并不具备选择性遗忘的能力。例如，你不能因为听说了年迈的邻居已去世，就为了给记忆腾出空间而选择忘记他，也不能因为极少使用而忘记 173 这个数字。

■ 衰老是如何改变记忆的

总体说来，衰老会影响大脑和体内的信息处理速度。这一变化大多发生在感官输入被转化为反应的中枢神经系统中。此外，感官和遍布全身的运动神经的传导速度会因衰老变缓。其结果就是，较之年轻人，上了年纪的人对感官信息的处理和应对刺激的反应都比较慢。在面对出乎意料的事件时，老年人的反应尤其慢。虽然多加练习会有帮助，但老年人通常都赶不上年轻人的处理速度，所以，可以通过放慢速度、制作清单、避开困难、排练要素和尝试其他辅助记忆的方式来得到补偿。从另一方面来看，老年人似乎更看重准确性，所以当我们老去时，虽然反应的速度变慢了，但准确性反而更强。

衰老以不同的方式影响记忆的不同方面。回忆能力（从存储中搜寻和读取事实信息的能力）会随时间推移而变得更糟，但是认识能力（将存储信息同环境中的信息相匹配的能力）却几乎没有变化。编码（为记忆准备信息的过程）会随衰老而耗费更多的时间和精力，在某种程度上是因为感官处理变慢了的缘故。

需要当心的事

遗忘会出现在任何年龄层，例如，在一个社交活动中忘记某人的名字，忘记把车钥匙放在哪儿了，忘记要从冰箱里拿什么东西。这些遗忘的片段是完全正常的，并非痴呆症的早期预兆。

我们常常把正常衰老过程同影响大脑的疾病混淆。有人认为一切精神功能都会因衰老而减退，这种错误的观念危害极大。在当代社会，只要老年人出一点小问题就会担心功能衰退。在午后喝咖啡时手稍微抖一下，你就担心自己得了帕金森病。正常的健忘也被你身边的人解读为阿尔茨海默病的早期征兆。所以我对年轻人的建议是：假如你藏有某种幻想，那现在就尽情去想吧。打个比方，如果你一直想去赌场里赌一次，却一直等到75岁才到了拉斯维加斯，你的家人会开始怀疑你的认知和精神状况。许多"失控"的老年人其实都是做出了正常的理性决定，而戴上了有色眼镜的人却认定他们的精神在衰退。

这些可怕成见的悲剧性在于，如果你明明精神正常，却也开始相信自己精神在衰退，那么你可能就会毫无必要地退出社交互动，变得孤僻、丧失自信，从而使生命质量大大降低。你可能会愈发坚信问题不在周遭环境，而在于你自己。从某种方面来讲，衰老是一个迷思：我们开始在别人的眼里变老，渐渐地，他们说服我们相信这一事实。

这就是说，人确实会罹患导致认知失常或记忆丧失的疾病，罹患这类疾病的风险也会因衰老而升高。那么，该何时寻求专业评估？假如有人失忆而不自知，或很难叫出亲朋好友的名字，那就可能是他 / 她出了问题。难以完成熟悉的日常活动（如使用电话或做饭）也值得担心，这就好比在熟悉的环境中迷了路。心情、性情和语言的陡然改变、挫败感变强、爱发怒也是生病的信号，正常衰老不会如此。把东西放在奇怪的地方也提示疾病，如把车钥匙或麦片盒放进冰箱，这就需要进行全面的评估。这些症状在你身边人的眼里尤为明显。在临床实践中，我发现，自己跑到我的办公室说失忆的人往往都正常。但是，如果是病人的配偶或家人觉得病人的记忆出了问题，并陪着一块来看病，那么其患痴呆症的可能性就比较大。

目标是什么

记忆力会随衰老而减退吗？绝对不会！记忆力同其他事的道理一样，越受到忽视就越差。离开了学习环境，人们往往不像从前那样积极主动去记忆。现实生活中的信息不像学习过程中的信息，很少经过有序的整理，许多工作都取决于服从、忠诚、预见和可靠，而不是学习能力、创造性和想象力。记忆力可能会随衰老而退化，但主要原因还是我们根深蒂固地习惯了放任记忆力的恶化。

我们当然可以通过一些活动来主动增强记忆力或适应轻微的失忆。第 12 章会具体举例。总体来说，这些技巧很有用，使我们更警觉地抵抗习惯。对于大多数老年人而言，终身学习绝对是可以达到的目标。

习惯的两面性

习惯是指我们在日常生活中觉得自在的惯常态度、熟悉的行为以及惯性反应。我们在童年即将结束的时候养成了这些习惯，它们会影响我们之后的学业和生活。我们会模仿别人值得欣赏的行为，在思想、言辞和行为方面养成具有安慰、缓冲功能的习惯。岁月沉积下来的习惯总是根深蒂固，对步入衰老的人来说，这于记忆力和精神的健康既有利，也有弊。习惯几乎构成了我们的整个身心和情绪，只有对这些习惯一一加以研究，才能完全了解自己。就这一点来说，审视习惯、挑挑毛病是优雅老去的重要一步。

习惯主导了我们的日常生活。日常生活就是用昨天的模板一再地复制今天。这倒省事，因为思考鸡毛蒜皮的事情着实费时费力。此外，一些习惯行为也比较安全，如在过马路时看看两旁的道路。对脑力正在下降的人而言，习惯尤其重要，因为习惯具有预料性，可以弥补脑力的不足。有时候，严重痴呆症患者在与他人的互动中并不会表现出大脑严重受损，因为他们的一般社交习惯和日常行为无懈可击。生活法则较模糊的年轻人冒险和即兴发挥的空间很大，而轻车熟路的模式和方法让一些老年人感到更自在。习惯让人觉得舒服、安全，亦减少了焦虑感，一举一动都成了安全的、意料之中的重复。

然而，习惯也是限制，完全倚仗习惯来维持功能只在稳定和可预测的情形下可行。习惯轻而易举地替代了创造性，阻碍你深入地了解自己。维持舒适稳定生活的愿望减轻了你的不愉快和无常之感。就好比耳机中一直传来你最中意的音乐，你便听不到内心灵魂轻声呼唤你醒来面对命运的声音。以马匹、马车、车夫和车主的故事来类比，让车夫滞留在酒馆里的正是习惯。

要走出酒馆，就必须观察和研究自己的习惯。这非常困难，因为这些根深蒂固的习惯实在太熟悉，如同让一条鱼去辨别水的本质。你得找到方法来开辟一个空间好好观察自己的习惯，看看它们对你及你的行为有何等深远的影响。起初只是客观记录你对不同情况的反应，但是假定你的一举一动都是习惯性的，观察其本质、类型以及未定型的反应和惯性反应的程度，你会发现这很有帮助，而且准确得令人惊讶。

人很难没有习惯，我们并不一定要以此为目标。但是，意识到习惯的存在能降低其影响。若没有惊诧和震惊，我们的内心世界就不能得到丰富，它随我们对日常惯例的认识和变化而发展。神秘主义诗人鲁米说过："如果你每擦一下都不耐烦，那么你的镜子怎么能被擦干净？"我们不能用一块热乎乎的黄油来磨刀，也不能用羽毛在燧石上打出火花。只有动荡的内心事件能唤醒我们，磨砺我们的记忆和思维能力。

对记忆力的现实思考

一想到记忆力，很多人都把清晰记住整个人生的细枝末节当作最理想的状态。但是，这种想法不但不可能实现，而且根本不得要领。我们最好退后一步，思考记忆力有哪些限制、它究竟对我们的现在和将来有何意义？

　　看似丰富，其实记忆也有贫瘠之处。人的记忆并非数字化图像图书馆，我们无法随心所欲地回放以重现其中的秘密。在现实中，记忆受制于时空，并不能重塑现实世界，好比被钉在博物馆中的蝴蝶标本，我们无法通过它们去了解蝴蝶掠过草地的模样。我们似乎在拼凑记忆的细枝末节，就像绗缝一幅拼布床单一样，把它们织成了一张巨大的回忆画卷。尽管世界在改变，但这些拼布大致的样子已经定型，永远不变。它们就像梦境，几乎确定无疑地被拂去了记忆的痕迹。如果要回忆自己去过的某个名胜之地，如美国国会大厦，我们能记起从大街到人口需要走多少步吗？记忆无法涵盖这种细节。如果之后被问起类似的问题，我们可能自以为忘记了步数，其实这一信息从一开始就不在记忆中。我们根本不是这样观察世界的。

　　共同的记忆常常会暴露我们的限制。你是否曾经同某人讨论过一件共同的经历，结果却惊讶地发现自己忘记了许多事？就算是同一事件，不同的人也会保有不同的回忆，因此经由别人提醒的事情和情形，我们自己可能永远都想不起来。这件事情在当时那样重要，我们怎么会遗忘？在亲朋好友去世之时，我们也永远失去了一部分自己，这是因为，这些亲爱的人掌握着失落记忆的钥匙啊！

　　事件亦可美化记忆。衰老会改变我们同时间的关系：未来在缩短，过去却越来越有分量。正如漫画家、《花生漫画》（*Peanuts*）的作者查尔斯·M. 舒尔茨（Charles M.Schulz）所言："一旦你翻过这座山，就开始加速了。"过去一切皆有可能，但现在回顾却发现回忆已被时间冻结。回忆年轻时的某件事感觉挺神奇，因为今天的我们能够把当时的自己同当时不具备的、更为广阔的环境联系起来。在弗吉尼亚州的夏洛茨维尔，出租车的后备箱上都有一些诙谐的口号，例如，"有故障的回力标不能退货。"①或者"灯芯绒枕头上了头条"。②我最喜欢的一条是"我越老越吃香"。马克·吐温在他那坦率的自传中写道："在我年轻时，我能记得一切发生或没发生的事儿；但现在我的机能都衰退了，很快我就只能记得从没发生过的事儿啦。"

过去定义了现在，而现在则是未来的出路。当我们老去，我们的未来从不确定的无限转变成为确定的有限。要想前进，我们就必须承认，随着时间的推移，我们注定会发生变化——不再是从前的自己。有的人因为不承认这一演化过程而形成了一成不变的性格，不停同现实产生分歧。但是，倘若能够唤醒童年的心境，活在当下，看明白现实的模样，我们就能逃脱衰老的影响，这是因为这心态正是青春的源泉。巴勃罗·毕加索（Pablo Picasso）曾说过："我花了四年时间模仿拉斐尔画画，却花了毕生的时间捧着一颗赤子之心作画。"

衰老使我们陷入回忆，陷入自己的独特性。我们无法摆脱过去的自己。假如一直留恋不再变化的过去，总是以后视镜视角体

---

① 原文用词"nonreturnable"有"一去不复返"和"不能退货"的双关义。——译者注

② 原文用词"headline"取"头条"和"头上的纹路"双关义。——译者注

验人生，我们便沦为漫长人生的俘虏。有时候，回忆是必要且乐趣多多的，但总的来说，它无法引领我们前行。黏合剂是场景，但它是什么形状？我们该拿有限的未来和尘埃落定的过去做些什么？剩下的时间是该用于增强记忆还是朝前看追寻梦想？或许二者可以兼顾。

第 10 章

智力和创造力

你可以通过一个人的回答来判断他的头脑是否灵光。但若要判断智慧，则要看他提出了什么问题。

——纳吉布·马哈福兹（Naguib Mahfouz）

早年学到的东西能阻挡晚年的不愉快；如果你明白晚年依靠智慧而活，年轻的你便会自重，待你老去时，也不会营养不良。

——李奥纳多·达·芬奇

人类学家认为，智人（Homo sapiens）的大脑机能的最近一次进化飞跃出现了三大关键机能。其中之一是意识——是我们意识到自我以及自知能知的能力，而不仅仅是认知能力。

在现代，雕刻家奥古斯特·罗丹（Auguste Rodin）在其雕塑《思考者》（*The Thinker*）中有力地歌颂了这一意识。在艺术和哲学领域，人类的意识常常被用来欣赏世界的奇妙之处、性的力量以及死亡的神秘。人类也许是唯一知道自己最终命运——死亡——的动物。

第二种机能是语言，一种以符号表现世界、将言语符号融入语篇的能力。在把弄这些思想符号的过程中，我们创造出第一批故事，之后又提取出抽象概念——简而言之，我们创造了属于自己的世界。语言对我们所认为的现实有着巨大的影响，不同人民和不同文化之间天差地别的世界观就是证明。正是以语言为基础的图形描绘了我们的生理、情感和社交世界，才塑造了年轻人的意识。人类的第三种重要机能是文化创造，这源于自我意识和语言能力。

这些机能对我们的意义在于，我们的头脑——思维能力、记忆力和创造力——实际上决定了我们是谁。在晚年，智力和创造力会有细微改变，就跟早期一样。但大体来说，对于大多数人而言，晚年意味着思想和意识的深化，而非减退。

■ 智力会因衰老而退化吗

这个问题引发了激烈的争论。在分群体测试中，研究者发现年纪大的人在标准智力测试上似乎没有年轻人表现好。不过，之后长期的个体测试却显示年纪大的人的智力减退极少。信息保持、词汇量和理解等语言能力测试保持稳定。但行动测试却似乎会随时间的流逝而减弱，如花费更长时间复制一副复杂的图形。

究其原因，可能是用传统的智力测试来衡量老年人的智力功能并不恰当。首先，在这类测试中，反应速度的权重极大，老年人处于劣势。我们在第 9 章讨论过，处理速度会随时间自然变慢，但这并不一定意味着老年人无法得出正确答案。此外，到了晚年，人会变得更谨慎，比年轻人更加不愿意判断失误。在现实生活中，谨慎具有重要的生存价值，然而在实验场景中，有了它的存在，心理测验结果会更偏向于年轻人。

有人把智力成就想象成一幅曲线图，在二十出头的时候迅速攀升，在四十四五岁时达到巅峰状态，此后便逐渐下降。在物理、数学等各学科中有一种广为流传的观念，认为最佳成果均出自人的年轻时代。但是，最近的研究结果有力地驳斥了这些言论。例如，一篇针对 1900 年至 2008 年诺贝尔奖在物理、化学、生理学或医学方面授予情况的分析发现，研究人员产出最佳成果的年龄呈现出明显的上升趋势。衡量智力贡献有许多方式，而在不同领域和不同职业架构中，这些方式差异极大。有观点认为，年轻人适合理论工作而年纪较大的人适合实验工作，尤其是在对知识累积要求极高的领域。马尔科姆·格拉德威尔（Malcolm Gladwell）在《局外人：成功的故事》（*Outliers: The Story of Success*）一书中提出，要想在某一领域成为专家，需要付出 10000 个小时进行实践。这一论点表明，年老同智力和成就其实可以共存。

■ 那创造力呢

没有理由认为创造性智力成就会在晚年降低。相反，许多里程碑式的成就恰恰出自耄耋老人，这种例子比比皆是。在索福克勒斯（Sophocles）89 岁的时候，其长子于雅典的一个法庭对他提起了诉讼。长子扬言索福克勒斯年纪老迈，没有能力管理自己的财产。在辩护中，索福克勒斯大声朗读了自己正在写的剧稿。这部剧作便是与莎士比亚（Shakespeare）的《李尔王》（*King Lear*）齐名的《伊狄帕斯在科伦那斯》（*Oedipus at Colonus*），二者都是关于老年人的伟大剧作。那案子当场结案。

伽利略（Galileo）在 72 岁时写出了他最好的作品《关于两

门新科学的对话》(*Dialogues Concerning Two New Sciences*);本杰明·富兰克林于 79 岁发明了双焦距眼镜,研究了铅中毒。巴赫、贝多芬、蒙泰韦尔迪(Monteverdi)、威尔第和斯特拉文斯基(Stravinsky)晚年也产出了一些个人代表作。弗兰克·劳埃德·赖特(Frank Lloyd Wright)生平最后受委任设计的是位于纽约市的所罗门·R.古根海姆博物馆,他一直为其工作到 92 岁才离开人世。乔治娅·奥·吉弗(Georgia O'Keeffe)几近失明,仍坚持作画直至近百岁。

年龄并没有带走我们的创造力、深沉的智慧和感知力,相反,它带来了更多。德国学者使用"*Altersstil*"一词来形容晚年独特风格的形成。其特点是基本形式的减少和质量卓越。多纳泰罗(Donatello)、米开朗基罗、伦勃朗和戈雅(Goya)的晚年作品都是老年人感知力的绝佳证明。它们反映出人生阅历的精华,表达了精神的本源。

罗马圣彼得大教堂的那座《圣母怜子像》(*Pietà*)是米开朗基罗在 1499 年的作品,彼时他 24 岁;玛丽低着的头和伸开的左臂细腻地表现了她的悲伤之情,她看上去比耶稣还年轻,而他似乎睡着了。拿这件作品同《沉积》(*Deposition*,又名《佛罗伦萨哀悼基督像》)相比,后者表现出惊人的灵动和深刻。米开朗基罗完成《沉积》时已年逾 80。头戴兜帽、扶着耶稣的人物塑像被认为是他自己。这个作品呈现出的简约和力量传达出深刻的情感和悲怆,使我们亦能感知。注意,它在结构上缺少对称和曲线,这便是 *Altersstil*。

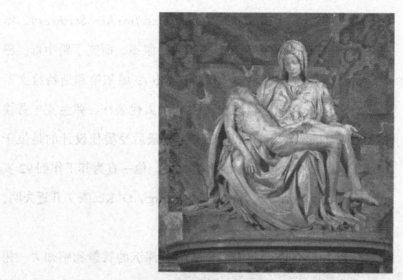

图 10-1　米开朗基罗 24 岁时完成的作品《圣母怜子像》

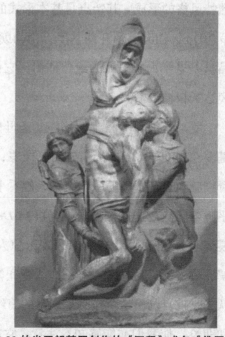

图 10-2　已年逾 80 的米开朗基罗创作的《沉积》或名《佛罗伦萨哀悼耶稣像》

注：二者在表现米开朗基罗的艺术天赋时的风格和创造性表达存在深刻的差异。

人到晚年也可取得深刻的创造性成就。假如创造力受到了外在因素干扰，通常这些干扰也是可以减轻的。戈雅耳聋，戴两幅眼镜，甚至在画《波尔多卖牛奶的姑娘》（*Milkmaid of Bordeaux*）时还使用了放大镜。

当然，并非每个人都是伟大的艺术家，这些例子的意义在于告诉我们，应该如何看待和规划晚年。老年人亦无理由阻挡创造力的表达。激发创造力的这一自我实现过程取决于克服障碍，这得通过接受某些限制来实现。一切艺术思想的寿命皆是有限的。

■ 积极维持精神生产力

智力和意识的持续发展得不到保证。它并不像基因决定了我们的身体顺其自然地发育，我们的意识发展是分阶段的。孩提时代，我们依赖于他人，于是我们学会了纪律和服从。逐渐成熟的我们超越了这一阶段，于是我们作为成人靠自己的责任感生活。待年纪再大些，我们可能会多少放弃一些自制力和独立性。我们不再主要考虑到自己和明哲保身，为了给身体提供精神支持，我们会舍弃身体的欲望和恐惧。对某些人而言，这有益于唤醒心灵，实现从自身利益到人文关怀的转变。有了多年的丰富经历和思考，我们中的某些人能够超越自身的环境变为智者。

维持精神生产力、培养创造力和智慧归根结底是知道如何在受限的情况下找出最佳的行事方法。这源自我们认识真理、透过现象看本质的能力。因此，在我们逐渐老去和成长的过程中，我们必须做出选择：是选择同终将衰老的皮囊和记忆一样，还是选择同身体所承载的意识一样？我将美国神话学家、作家约瑟夫·坎贝尔（Joseph Campbell）的话稍作修改："我究竟是承载光源的灯泡呢？还是灯泡这一载体所发出的光源呢？"

第 11 章

睡眠的价值

每天晚上睡觉时，我就死了。而第二天早上醒来时，我又得到了重生。

——圣雄甘地（Mahatma Gandhi）

若你夜不能寐，你便知道自己恋爱了。因为现实始终比梦境来得好。

——苏斯博士（Dr. Seuss）

足够的安稳睡眠不是奢侈品，而是出于生理需要的必需品。睡眠之于身体的意义远不止休息而已。大脑会利用睡眠时间形成新的神经连接。这就是说，睡眠于学习和维护记忆力有着极为重要的意义。是否获得足够的睡眠对我们的身体健康和情绪状态亦有实质影响。就其本身而言，睡眠是我们终生（包括晚年）身体、精神和情感维护的一部分。

■ 睡眠的原理

睡眠看似一种休眠状态，实际上却是大脑活动高度活跃的时段。大脑正是利用睡眠时间，通过修改和更新神经网络来整合和储存新信息（学习）的。在睡眠过程中，神经细胞之间的一些触突连接会变松，还有一些会强化。我们在做决定时可能会说："容我睡一觉考虑一下"（let me sleep on it）。这句话其实是有生物学依据的，因为睡眠给予大脑吸收新知识和识别现有记忆的机会，这在很大程度上有助于人们在第二天做出更明智的决定。

因为有了这一生理机能，睡眠极大地影响着人在清醒时能学习多少、学习多深。反过来也一样，在清醒时对头脑的激发越多，睡眠质量就越好，记住和学习的东西就越多。睡眠不足不仅会使学习表现大打折扣，还会增加犯错和健忘的可能性。

典型睡眠周期的第一阶段是 10 至 20 分钟的困倦和极浅睡眠。紧接着进入大约 1 小时的深度睡眠，之后是快速眼动睡眠（REM）阶段，梦便发生在此时。此周期整夜重复，深度睡眠的时长变短，快速眼动睡眠期变长。

有两个基本因素决定了睡意的性质和睡眠质量：身体的昼夜节律和清醒时长。这两个因素的相互作用决定了睡眠的最佳时间。时间生物学的创始人、先驱科学家佛兰斯·哈尔贝格（Franz Halberg）于 1959 年将身体内部的生物钟命名为昼夜节律（"近似 24 小时"）。昼夜节律对睡眠管理影响极大，推动着人每天犯困和警醒的日常模式。昼夜节律的一个身体表现是体温，我们的体温会在身体需要睡眠时下降，在清醒时升高。清醒时长、锻炼、咖啡因、光线和压力等因素也会影响睡意。在清醒时段给予更多的认知刺激似乎对睡眠也有促进作用。通过对这些因素进行调控，既可以在需要的时候保持清醒，又能在准备入睡时起到助眠的作用。

实验表明，人类本身的昼夜节律以 25 小时为一个周期。你可以遵循这一从社会角度看来较为麻烦的正常周期，也可以尝试运用些技巧来重新设置自己的节律，如利用明媚的晨光和规律的锻炼活动。假如在自然周期范围里，你睡得太早，那便会失眠。解决方法是等待睡意来袭。从这个意义上讲，本杰明·富兰克林的名言"早睡早起是健康、财富和智慧的保证"并不适用于所有人。同样，"午夜十二点前入睡更好"也是误区。你要得到自然节律的召唤再去睡觉。窍门是让你的自然睡意符合现代生活的要求。

睡眠问题在现代社会很普遍。睡眠压力加剧了入睡的难度，因为压力激素会让人保持亢奋。从长远来看，安眠药真的无济于事，反而会增加产生幻象、失忆和跌倒的危险。安眠药最适合在非常特殊的情况下被短期使用，如短暂的住院治疗。

■ 睡眠和衰老

睡眠模式会随衰老而自然产生变化。最为显著的变化有：睡眠的持续性降低（睡眠中醒来的次数变多），晚上睡眠的大部分时段（以及大部分快速眼动睡眠阶段）趋于提前，非快速眼动睡眠的深度睡眠阶段变短或丧失，越来越爱打盹，以及在被窝里的时间越来越多。这种提前进入深度睡眠而又频频醒来的睡眠模式对于我们的祖先来说很重要，因为睡眠浅的人对于夜间的环境威胁（如掠食性动物）更为敏感。

　　有的人在上年纪之后发现入睡和睡整觉比较困难。在某种程度上，这可能是因为清醒时受到的认知刺激变少了。在被窝里待的时间太长（尤其是白天）似乎也会降低睡眠质量。健康老人的睡眠研究也显示出一些性别差异：老年男性比老年女性的睡眠差。但是，在睡眠问题上，老年女性比男性的抱怨多，服用安眠药的比率也更大。这或许是因为她们更愿意说出自己的忧虑，也可能是因为她们对睡眠质量以及失眠问题比男性更加敏感。

　　抑郁症、痴呆症和睡眠呼吸紊乱（有时被称为睡眠呼吸暂停）等疾病会使睡眠方式产生典型变化。患有抑郁症的人，其睡眠从开始阶段到快速眼动睡眠阶段的时间较短，脑电波模式会出现各种变化，一大早便会醒来。阿尔茨海默病患者的睡眠 - 清醒周期被破坏，并且会随疾病的发展而恶化。其表现是，打瞌睡的时间变长，快速眼动睡眠期的眼部活动变少，睡眠时呼吸问题增加。

　　睡眠呼吸暂停是老年群体的常见问题。虽然造成此疾病的原因有好几个，但最主要的是睡眠时喉部肌肉和舌头的放松堵住了鼻部和喉咙之间的气流。患有睡眠呼吸暂停的人最典型的症状是鼾声震天，并且在睡眠时会暂时停止呼吸。他们也许丝毫没有察觉到这一问题，尽管同床共枕的伴侣一定知道。这是一种严重的病，通常可以用药物治疗。若不治疗则会增加高血压、心脏病和中风的风险。

■ 改善睡眠的实用方法

　　既然睡眠同记忆力、身体健康以及情绪稳定有着如此重要的联系，那么，为了达到更佳的健康状态，你该如何左右自己的睡眠呢？其实，归根结底就是同你的自然昼夜节律一起好好利用你的自然睡眠阶段。在需要睡眠的时候，最好远离那些让人保持清醒的因素，如光线和咖啡因；并且分步骤地减少压力，为自己创造适宜睡眠的环境。

　　规律的锻炼对于睡眠有着重大影响，有助于人迅速入睡且让人睡得更安稳。但是，运动的时机很重要，不可在睡前 3 小时内进行。这是因为运动会使体温升高，让你更清醒，也更警觉。锻炼亦有助于修正睡眠周期。例如，沐浴着晨光进行锻炼有助于晚间的安稳睡眠。

　　酒精和咖啡因都会干扰睡眠。睡前 3 小时（至少）应限制酒精。酒精会减少深度睡眠和快速眼动睡眠阶段的时长，增加醒来的次数，进一步将睡眠碎片化。此外，酒精还会使睡眠呼吸暂停恶化。除非刚刚醒来，否则应禁食含咖啡因的饮料和食品。

　　在睡眠时间同爱侣进行性行为既令人愉悦，又有助于睡眠的安稳，虽然在激情时刻睡着显然有些破坏气氛。假如你待在床上30 分钟依然辗转反侧无法入睡，那么你可以起来做点不具有刺激性的事。等你想睡觉时再遵循你的昼夜节律回到床上睡觉。

　　昼夜睡眠周期有一个标准特征是在午饭后有些许困倦。碳水化合物含量高的餐食和低度酒精饮料都会加剧这一趋势。并非所有人都会感觉到这种警觉性的暂时降低，尤其是在咖啡因摄入过量或工作环境紧张的情况下。如果你在午饭后犯困，20 至 30 分钟的"午休"可以帮助你打起精神，并且不会对你的夜间睡眠周期造成影响。不过，午休时间太长或者下午晚些时候睡觉则会撕裂睡眠—清醒周期，恶化失眠症状，并且让你在起床时产生迷糊的感觉。

第 12 章

激发头脑的具体方法

听而易忘，见而易记，做而易懂。

——中国谚语

记忆的真正艺术在于专注。

——萨缪尔·约翰逊（Samuel Johnson）

论处于哪个年龄层，你都可以激发自己的头脑、培养创造
力及改善记忆力，方法多得是。在选定特定技巧以达成这
些目标之前，首先你得清楚自己打算做什么，这非常重要。改善
记忆力的理由是什么？你是想尽量摆脱健忘症，维持独立生活的
能力，还是为了保留自己的身份？对于某些人而言，由于生活环
境在改变，锻炼记忆力有益于维持自己的身份。激发思维和创造
力亦能大大拓宽你的世界观，令你更好地享受人生。有没有什么
事情是你一直想学却总是抽不出时间来学习的？面对越来越多的
身体限制，维持积极的精神生活的益处愈发凸显。

我们的大脑内部的连接数量多得令人惊异。一个普通的、
1.36 千克重的人脑大约有 1000 亿个神经细胞，而每一个神经细
胞同其他神经元的连接数量高达 10 000！当个体神经凋亡时，
新的连接会长出来，使神经网络更加复杂。事实上，大脑会随经
历成长，我们的某些行为会对大脑产生极大的激发作用。

总体来说，智力和记忆力的质量在很大程度上取决于人体是

否健康、意图是否明确以及人是否注意塑造头脑。专注是指维持精神集中的能力，而意图则是集中注意力打算参与的意识。在1937 年，国际大师乔治·科尔塔诺夫斯基（George Koltanowski）蒙住双眼同 34 岁的选手下象棋。他在不看棋盘的情况下获胜 24 次，平局 10 次，创下了 74 年未被打破的盲棋世界纪录。据《纽约时报》（New York Times）为其发的讣告，他的妻子利娅讲，他的记性很差，连从市场上买条面包回家都会忘记！很显然，当他打算做一件事的时候，他便具备极强的专注度，但是，在没有意图驱使的情况下，他的专注力就很普通。

虽然说，每个人的头脑能力都不同，但头脑的生产力和成果可以通过激发和训练得以提高。我们往往会受到习惯、懒惰或环境的干扰，无法发挥出全部潜力。从大脑的解剖来看，大脑各区域的大小同智力并无关联。正如第 9 章、第 10 章所述，我们并无理由认为衰老会让智力一落千丈。

其实，你的大脑总是全副武装，积极应对新的挑战——尤其是在你充满信心的时候。记忆力可以改善，大脑的工作效率也可以训练。梅约疗养院最近开展了一项研究，一群年龄在 65 岁以上的健康老人进行了为期 8 个星期的每日记忆力训练，经由训练，其大脑的总体处理速度得到了大幅提高。尽管这一研究的重点是处理听觉的能力（记住各种音调的声音），但参与者的专注力、记忆的速度和准确度也表现出普遍提升。这一研究传递出一条重要信息：通过练习来改善认知能力广泛地有益于解决问题和完成日常活动。再次强调，其中的关键是激励、训练以及相信会有改变的信心。

　　享誉全球的流行病学家、临床研究导师阿尔万·费因斯泰因（Alvan Feinstein）曾告诉我，医学研究包含 90% 的苦差事（文献综述、数据收集、做笔记等），9% 的乐趣，剩下的 1% 是成果摆在眼前的狂喜。他的意思是，要想实现目标，你就必须选择专注于某一个领域，激励你一路披荆斩棘，完成这些躲不掉的苦差事。借用托马斯·爱迪生（Thomas Edison）的话来做总结："天才是百分之一的灵感和百分之九十九的汗水。"

■ 改善记忆力的实用方法

　　记忆力越用越灵光。如第 9 章所述，如果回忆永远不被忆起，其稳定性会下降至零，最后会消失。你得经常挑战自己的记忆力以保持头脑活跃，并强化现有的神经连接。

练习记事

　　练习背诵一首短诗，并且连续两周每天背诵一回。然后再换一首诗，如法炮制。优美的作品浩瀚如海，为你提供了无限的可能性。假如你不喜欢诗歌，也可以尝试拿体育数据、各国领袖等一切你感兴趣的事情来练习。

　　每天坚持玩填字游戏也是一种提升记忆力的好方法。零散的词常常被重复利用，经过练习很容易被记住。报纸上的字谜总是从周一到周末难度逐渐递增。杂货店的杂志书架上总放着便宜的字谜书。其他字谜以及九宫格游戏也能有效地锻炼头脑。

还有一种比较强调社交性的方式是加入本地行动小组或参加行动课程。除强迫自己记住诗句之外，你还能得到额外的奖励，如结交新友、走出自己的舒适区、成为有趣团体的一分子。

要寻找锻炼记忆力的方式，关键是选取的事物必须可行且具有挑战性，既不可太难，又不能太容易。你的记忆练习应该偶尔对你的头脑系统构成震撼，就像疲惫的肌肉猛然受到冷水的刺激一样。最重要的是，这些练习应当有趣，能够活跃大脑。据说埃莉诺·罗斯福（Eleanor Roosevelt）曾提出过这样的建议："每天做一件你不敢做的事。"

如何记住名字

在健忘这件事情上，最常见、最尴尬的可能莫过于忘记名字。记忆有两种对立的标准：希望将来能读取到多少细节（记忆最大化）以及希望投入多少努力来重复（学习时间最小化）。如果你真想记住一个人的名字，首先你必须**愿意**记住这个名字。然后，你得注意听这个人的名字，确保自己没有听错。我认为这是认知最容易出问题的阶段，因为在这个人把自己的名字告诉你的那一时刻，我们的大脑没有真正准备就绪，因为我们的注意力已被一双美丽的眼睛、一件有趣的外套或者我们自己的社交焦虑所分散。

假如有人拿着一把子弹已上膛的枪指着你的头说："30 分钟后我会问你这个人的名字，如果你记不住，我就开枪。"受到这样的刺激，任何人都能记住一个人的名字。只是我们极少能这样警觉，而且我们总是自欺欺人地以为自己真的打算记住这个名字。在面对别人的自我介绍时，你得主动留心听取、消化并记住此人的名字。还有一个基本策略是在听到时立刻重复，在交谈过程中两次提到这个名字，分别时再说一次。

■ 丰富你的精神生活

如果你想要抓住一切机会来学习、创造和记忆，那么你就必须把激发头脑作为日常练习。通常，维持头脑活跃的最佳方法是运用新知识、新经历和新技能来丰富大脑。

创造新的经历

大脑会受到全新经历的激发，所以我们才应该意识到习惯的"消音效果"，因为这非常有益。习惯让我们掉入一个熟悉的环境，免去了必要的适应和处理不确定因素的过程。如果你了解自己的习惯，并且间或主动打破这些习惯，那么，你就能激发脑部发育，创造新的神经连接。

你也许已经注意到，当你在旅行时，时间仿佛也慢了下来。假如你在此过程中坚持记日记（我强烈推荐这一做法），回家后你可以翻翻看，你会惊讶于自己的经历和收获。旅行是激发大脑活动的最佳方式，因为它会迫使你从习惯中脱离出来，去记录平时可能被你忽略的琐事。

新的经历能激发大脑，释放更多名为脑源性神经营养因子（Brain-derived Neurotrophic Factor，缩写为 BDNF）的物质。这种物质就像记忆力的养料，帮助神经细胞生长和产生连接。在头脑受损的阿尔茨海默病和亨廷顿氏舞蹈病患者身上，BDNF 分泌水平很低。刺激 BDNF 分泌是记忆力维护和改善策略的部分生化基础。但你不一定非得出国才能挖掘 BDNF 的威力。只需对日常习惯做出改变就可以刺激 BDNF 分泌，如做运动和食用咖喱，因为咖喱中的印度香料姜黄粉包含姜黄素。

你可以偶尔对自己的日常习惯和环境稍作改变，有效地迈出第一步。例如，开车也好，走路也罢，你可以选择不同的上班路线，就餐时换一个位置，或者换一个地方看电视。人际交流和互动也能营造出新的体验，形成新的神经连接。新的社交活动会带来一些新奇有趣的体验，例如，你可以加入一个兴趣小组、投资俱乐部、书友会或《圣经》研究小组。你也可以抓住机会同他人互动：用打电话代替发电子邮件；不使用自动提款机，走进银行去和柜员沟通。

要激发你的头脑，教学也是一种行之有效的方法。教学会迫使你组织信息并与人沟通。或许你可以分享一个爱好或技能，毛遂自荐去当一个运动员队伍的教练，或者发挥你的专业优势，去一个地方或国家性质的组织当导师。就算是到学校或公共图书馆里给孩子读读书也能起到激发大脑的作用。

学点新事物

要激发头脑，有一种较为困难但效果极好的方式就是学习一项新技能或一种新的知识体系。你可以尝试学习一门外语或一种乐器；开始画画或写诗；以及学习舞蹈。你也可以养成一种爱好，如铁路模型、剪贴簿、家谱、魔术或收藏。我有一个年龄较大的患者，她喜欢画水彩花卉。她画画不接受大型项目的委托，现在只创作一些私人的问候卡和礼品卡。她对我说，设计这些卡片很有意思，但她最享受的是看到人们当自己的面打开卡片，发现里面是一张漂亮的手工礼物的样子。

如果对一个话题感兴趣，你也有许多方法去了解它。例如，你可以听取网络课程，看教学视频，也可以参加讲座，网络的或当地免费的活动皆可。

拓展已有的知识

如果你已经有了一种爱好，那么你可以尝试拓展自己的知识储备。我有一个 90 岁的患者，她是一位才华横溢的钢琴家。她最爱古典乐，但每每练习到烦闷的时候，她就会即兴来点爵士乐转换心情。这种程度的改变既有难度又有趣。

■ 用身体带动思维

思维显然不是与世隔绝的。它与身体相互支持。充足的睡眠、经常的锻炼以及均衡的饮食都有益于大脑的健康。此外，还可以利用思维与头脑的关联来挑战你的大脑，对大脑神经网络进行强化和拓展。

剥夺一种感官

当你的一种或多种感官丧失标准功能时，你的大脑会创建新的神经网络。历史上有许多伟大的艺术家和数学家克服了某种感官的限制，完成了令人称奇的作品。路德维希·范·贝多芬的听觉开始出问题时，他才二十几岁，尽管听力每况愈下，但他仍然坚持演奏和创作音乐。1824 年，他在维也纳完成并指挥了《第九交响曲》（*Beethoven Symphong No.9*）的第一部分，此时他已完全失聪。这部作品的第四乐章就是赫赫有名的《欢乐颂》（*Ode to Joy*）。据说在演奏结束时，他因听不到掌声而流下眼泪。为了让他看到反应，观众纷纷把手绢抛到空中，并且五次起立鼓掌。

莱昂哈德·欧拉（Leonhard Euler）是历史上最伟大的数学家之一，他在 28 岁时遭遇右眼失明，59 岁时又因为左眼罹患白内障而丧失了全部视力。尽管如此，他的数学成果逐年攀升，每年发表约 50 篇原创论文，他那 800 项惊人的贡献，光是列举目录就得占用一本书的篇幅。他能凭记忆背出维吉尔（Virgil）的十二卷《埃涅阿斯记》（*Aeneid*），传说他为了治疗失眠，曾心算出前一百个整数的前六次幂。过了几天，他又背诵出整个数据表让助手写下来。

要使用感官剥夺策略来激发大脑，你可以尝试用棉花塞住双耳，当然，在开车或从事有安全隐患的活动时不要这样做。看电视的时候消音，看看你是否能通过观察人物的行为、表情和手势来看懂体育赛事或政治访谈。你还可以在品尝各种食物和饮料时蒙住双眼或捂住鼻子，要特别注意口感的变化以及其他分辨各种口味的方式。

多使用不常用的那只手

使用不常用的那只手来完成一些日常任务能激发你的头脑，这种方法既简单又安全。如果你习惯用右手，那么你自己在家吃饭的时候就使用左手，每周两次。刷牙也是锻炼另一只手的好办法。若要增加难度，可以用这只手来写信或打开邮件。注意把你习惯使用的手放在身后或揣进衣兜。

欢笑与玩耍

若要优雅老去，我们就得懂得愉快地玩耍和享受乐趣。哲人艾伦·瓦茨（Alan W.Watts）曾说："人生的真正秘密在于：无论此时此刻在做什么，你都得全身心投入。与其说它是工作，不如把它当成玩耍。"想想孩提时期，在做一件事的时候，我们既在学习，又在享受乐趣。柏拉图曾说："最有效的教育是让孩子在美好的事物中玩耍。"这到了晚年也并无不同。我们的意识发展取决于幽默、欢笑和看到事物另一面的意愿。一个人若缺少了幽默感，意识发展就会停滞不前。据说，伟大的投手、美国职业棒球大联盟史上第一次出赛年纪最老的萨奇·佩吉（Satchel Paige）

在 41 岁时曾说："人不会因为老了而不再玩耍，人是因为不再玩耍才变老的。"

举个例子，你可以试着玩电脑游戏。从互动性棋盘游戏到虚拟现实和角色扮演游戏，任何形式的游戏都可以。有些游戏使用了特别的传感器，使你能够身临其境地参与活动，如虚拟保龄球、网球和高尔夫运动。2014 年，美国娱乐软件协会统计了几组有趣的数据：65% 的家庭会玩电脑游戏；29% 的玩家年逾 50 岁，其中约有一半是女性；还有 59% 的在同其他玩家玩互动游戏。甚至还有游戏是专门为老年人提高认知技能而设计的。

如果不喜欢电脑游戏，你也可以找一款训练大脑的应用软件（如拼图游戏、下象棋）或从事其他开发大脑的娱乐活动。拼图游戏对提高视觉空间能力尤其有益。若要增加难度，你可以先花几分钟研究盒子上的图像，然后在不参考该图像的情况下完成拼图。这样做的目的是：在享受乐趣的同时提高认知能力和技能。

练习大笑瑜伽也是一种有趣而另类的活动，有助于改善记忆力。大笑瑜伽俱乐部遍及全世界，其主要宗旨就是欢笑和享乐。1995 年，该运动起源于印度，在印度医生梅丹·卡塔利亚（Madan Kataria）的领导下发起，她认为大笑是健康的基础。这些俱乐部是非营利性的，其存在的意义就是让大家聚在一起享受欢笑。许多大型社区内都有大笑俱乐部，并且这一运动还在持续发展壮大。目的不仅仅是享受乐趣，还包括拓展和提升智能、培养创造力以及改善你和他人的生活。

至于晚年，你得迎接它、爱它。如果你知道该如何利用晚年，那么它便充满快乐。逐渐衰退的年华是人生最美好的阶段之一。即便大限已至，我仍然坚持认为这阶段亦有其乐趣。

——小塞内卡（Seneca the Younger，公元前4年—公元65年）

　　世界上最美好的东西都是看不见、摸不着的，你必须用心去感受。

——海伦·凯勒（Helen Keller）

优雅老去的秘诀 4
管理情绪

你有很大机会成为长寿之人。你会如何面对衰老？衰老对你而言意味着什么？你将如何应对衰退和损耗？你希望自己是什么样子，以及你会变成什么样子？

我们在前几章探讨了衰老对人的身心进程所带来的影响。这些变化不会孤立地发生：它们皆发生在丰富的文化背景之下，这一背景决定了我们在衰老时所扮演的角色和抱有的期望。步入晚年后，情绪的意义重大。我们处理情绪的方式很重要，它决定了我们是优雅而满足地老去，还是痛苦而绝望地枯萎。

从古至今，人们对衰老总是抱有复杂的情绪。千百年来，人们对老者的作用和期望的看法总是摇摆得厉害，他们通常因经济实力、宗教观念和阶级地位的不同而成为挪揄讥笑或阿谀奉承的对象。老年画家在其自画像中表达了年华老去的自己同这个世界的关系，我们可以从中窥见一斑。许多有名的思想家都思考过衰老问题，毫不意外，他们的观念大相径庭。例如，亚里士多德认为老年人对于社会起不到任何作用，因而鼓励老人远离社会事务。西塞罗和蒙田（Montaigne）则认为老年人应尽可能地坚持壮年时的追求。柏拉图的观念较为折中，他认为老年人贵在其独有的智慧，能够继续为社会做贡献，但其社会参与程度不能与壮年同日而语。同古时候一样，今天的我们也必须在文化和社会的微妙（以及不大微妙的）背景之下选择自己的衰老之路。

在衰老的过程中，有意义的工作和使命感强烈影响着我们的情绪状态。对你而言，工作意味着什么？在退休后，什么样的追求才能带给你生活的意义？从工作中获得的满足感是自我定位、自尊和社会地位的核心。认为自己不再重要就是否定了有意义的将来。我们必须更广泛地看待社会工作和贡献，它包含各种各样的职业、个人目标、志愿活动以及社区活动。

我们的人生意义主要是由复杂的人际关系网（亲戚和

朋友）以及工作和个人使命所构成和赋予的。几代人之间关系的影响尤其强烈。随着年华的老去，我们之中有许多人必须弄明白作为一个家庭中的长者意味着什么。在理想的关系中，老年人会得到支持与关怀，他们德高望重，具有使命感。相应地，他们也代表着文化的意义、坚定的决心以及历史的承袭。老年人在家庭生活中扮演着何种角色？这些角色在不同的文化中有何差异？我们该如何积极实现角色的转变？

　　老年群体面临着许多情绪挑战，最为常见的有：紧张、愠怒、担心、焦虑、抑郁、悲伤和孤独。骄傲和虚荣亦可导致紧张，并会加大情绪方面的挑战。男性和女性应对身体和环境变化的方式有所不同。在持续遭遇社会偏见时，老年人应该如何管理自己的情绪？

　　我们的心是为爱与同情而生的，不是用来装载怒气和敌意的。负面情绪的沉积会加速衰老。这就如同在高速公路上开车，一只脚猛踩油门，另一只脚悬在刹车上。你可以把速度飙到极限，但旅程就会变得短而充满压力，车也会提早报废。应对和管理负面情绪显得至关重要，它能为你的人生找到和谐与平衡。这样做还能避免精力的大量浪费。在马匹、马车、车夫和车主这一寓言框架下，管理情绪就相当于训练和维护马匹，赋予你成为车主的活力和激情，让你一路向前，走完旅程。

第 13 章

认识衰老带来的精神负担

所有过去，皆为序章。

——威廉·莎士比亚

人应当把握住自己的心；如果让心飞走了，很快大脑也将不受控制。

——弗里德里希·尼采

　　我们总是喜欢透过自己年轻时的视角，通过社会灌输给我们的期望和偏见来看待晚年。管理情绪的第一步是认识这些错误的观点以及我们所要面对的老年歧视。这要求我们批判地看待家庭、文化、社会系统的衰老观以及老年人的价值。

　　从古至今，人们对待衰老的情绪总是很复杂。老年人总是要么被贴上无用、虚弱的标签，要么被奉为智者，受到尊崇。如果你对这一历史以及衰老的精神负担有所认识，你就能更进一步，甩掉负面观念，自在地享受充实的、成果频出的老年生活。

　　诗人、哲学家乔治·桑塔亚那（George Santayana）曾经说过："遗忘了过去的人注定要重蹈覆辙。"第 3 章回顾了历史上不同文化背景下的人们对于衰老的解读，而本章的论题则是：旧时人们看待衰老和老年人的态度如何造就了今日的精神负担。

■ 历史教会我们什么

晚年在不同历史时期、文化和社会阶层有着截然不同的意义。若要在历史中搜寻线索，了解过去的人怎样看待和经历衰老，这件事颇有难度，因为这些素材都已经失真：只有上层阶级才会就此话题发表不朽论述，19 世纪之前的记录主要反映了贵族的境况。温斯顿·丘吉尔（Winston Churchill）曾言："历史所以善待我，是因为我是撰写人。"此外，我必须承认，此处介绍的学术成就的重点涉及西方历史，主要是欧洲历史，尤其倚重于西蒙娜·德·波伏娃（Simone de Beauvoir）的研究。然而，即便是如此有限的素材也向我们展示了不少宝贵见解，让我们了解他们如何认识衰老本身以及人与衰老的关系。

通常，即便在特权阶级，老年人也属无事可做的少数人，其命运受制于活跃的多数人。在政治便利的情况下，老年人（几乎全是男性）都成了调解人、法官和顾问。但是这种荣誉可能是短暂的，年轻的对手会取代老年人的职位。依照惯例，在动乱、扩张和革命的时候，老年人的权利被剥夺得最厉害。

一切文明都存在剥削，尤其是像婴儿或风烛残年的老人这样的弱势群体。长久以来，老年人都是少数群体，因为以前人们的寿命比如今短得多。在人类历史上，照料老年人主要靠家庭，因此，老年人得到的待遇自然差别极大：有人获得精心照顾，有人只是偶尔得到照顾，有人则在孤独中死去，还有人被蓄意杀害。穷困的老年人总是被视作无用的包袱，面临着最悲惨的未来。相反，有钱或在群体中地位较高的老年人则会获得更多尊重。在某些社会和阶层，年纪大这件事本身被视作一种优点，它代表着人生的巅峰。在财产和其他权利法律制度化的社会，老年人会获得权势，这是因为法律不在意体力。在回顾衰老观发展的历史进程之后，我们可以采取一种全新的、批判的角度来看待当前的设想、意识形态和社会结构。

■ 古希腊和古罗马时期

在古希腊和古罗马的神话、艺术、哲学和政治记载中出现了一些对衰老的态度的最早描述。这些描述通常对衰老持有非常消极的态度，焦点是年轻人与老年人的矛盾冲突、对年老力衰的蔑视以及对永葆青春的渴望。不过，政治记载和哲学家的著作也反映出年龄同智慧、荣誉之间的关系，有时也包括政治权力。关于这个问题，社会的两个态度似乎总是摇摆得厉害，老年群体既被奉为智者，同时又是被嘲笑的弱者。

希腊

在希腊神话中，虽然长生不死是人们极其渴求的，但若无法永葆青春，长生不死也没有任何意义。黎明女神厄俄斯（一位神仙）同提托诺斯（一位凡人）的恋爱就是例子。随着提托诺斯渐渐变老，这对情侣很清楚等待他的命运是什么。于是，厄俄斯便要求众神之王宙斯赐他永生。宙斯帮她实现了这一愿望，但却没有赐他永远年轻。当提托诺斯老态龙钟，身弱智衰的时候，厄俄斯把他变成了一只蚱蜢，在希腊人眼中，这是一种永恒的生命形式，也许在厄俄斯看来，这也是人老之后的最好结局。

希腊戏剧对于衰老也有类似的矛盾心理：随着身体的衰退，即便伟大如超人也会被厄运抵消。在阿里斯多芬尼斯（Aristophanes）的喜剧中，年老被当成了笑料。老年人挨揍受嘲笑这一主题首次出现于其剧作《云》（The Clouds）中。有趣的是，这部作品在问世之初的一场文学竞赛中却只得了最后一名。连以观察日常生活敏锐著称的知名剧作家米南德（Menander）亦对衰老发表了消极言论，认为："人应该在老态毕露之前就死去！"以及"老人竟然还想着性生活，这真是悲哀。"不过，虽然阿里斯多芬尼斯把老年人塑造成滑稽可笑、令人难以忍受的形象，但他也认为，智慧和善良是衰老的伴生品质。

对衰老的蔑视亦见于希腊美术和雕塑作品。如今，假如你去参观巴黎的卢浮宫，你会看到描绘赫拉克勒斯大战赫拉斯（秃顶、皱纹丛生、求饶的老年人物形象）的希腊花瓶。

在哲学领域，对待衰老的态度更加多样化。其中最引人注目的是两位伟大哲学家——柏拉图及其学生亚里士多德的观点分歧。在《理想国》（The Republic）和《法律篇》（Laws）中，柏拉图断定幸福是建立在认识真理的基础上的一种美德，而认识真理则要靠教育和时间——也就是年纪。在他看来，身体的衰退非但不会限制心灵成长，反而有促进作用："心灵的眼睛会随视力的衰退而看得更远。"他认为，真理存在于灵魂之中，身体只是一个幻象，而身体的衰退为灵魂带来了更广阔的自由。柏拉图相信，凭借自己的经验和过人的知识，老年人应该起到领头羊的作用，而年轻人则应该听从指挥："与老者为伴，受益良多。"历史学家估计柏拉图约活到了 80 岁。

相反，亚里士多德则极力推崇年轻。他认为灵魂和身体结合在一起构成了人类存在的基础，因此，人只有在身体保持健康的时候才能获得幸福。在其作品《修辞学》（*Rhetoric*）中，年轻人热情洋溢，而老人则既冷漠又邪恶。经验不意味着进步，却代表着倒退。在《政治学》（*Politics*）一书中，他表达了不让老年人掌权的愿望，并且提出老年人应该当牧师而非政治家，因为这样一来，他们便只能靠给点聪明的建议来发挥余热。亚里士多德享年 62 岁。

对老年人的蔑视和推崇之争也反映在希腊的政治方面。希腊词语 "gera" 和 "geron"（当代 "geriatrics 老年医学" 和 "gerontology 老年学" 的词根）皆意指高龄。在公元前 7 世纪，希腊城邦由老年人组成的委员会——名为元老院统治，一些元老院对年龄的最低要求是 60 岁。不过，这些委员会的荣誉大于实权。在古希腊，老年人的权利和权力随时间的流逝而摇摆不定。譬如，在雅典，索伦（Solon）立的法律赋予了老年公民很大的权力，但是，一个世纪过后，也就是克莱塞尼兹于公元前 508 年创建民主之时，这一权力便失效了。

罗马

古罗马是一个强大而稳定的社会，它延绵了数百年。总体来说，古罗马社会看重老者，然而在艺术和文化领域，却同希腊一样存在对老龄的矛盾情绪。在罗马的政治和财产所有权方面，老年人往往掌握着极大的权力。在富人阶层，有许多德高望重并主宰财富的老年人。到了公元前 2 世纪，罗马变得强大，很大一部分权力都握在高官的手里，而这高官的位置非得熬白胡子才能坐得上。政治结构被精心安排过，并无捷径或"快速通道"可走。老者的影响大于年轻人的投票，因此，数量上的多数并不等同于法律意义上的多数。罗马的族长在家族中享有特权地位，他掌控着杀戮、残害或贩卖之权。若要结婚，也得经过父亲和祖父的允许。

老者几乎享有绝对权威，然而，有证据表明这种权威受到了风俗和公众看法的限制。在戏剧中，尤其是在罗马最受欢迎的剧作家普劳图斯（Plautus）的笔下，老年人经常受到嘲笑。在塑造父子关系时，普劳图斯的基本套路是，贪婪吝啬的父亲给儿子设置障碍，一老一少成为竞争对手。父亲利用自己的财富和权势，并且使用肮脏的手段，但是他的阴谋往往会败露。高龄本身是可敬的，但若利用权势来满足自己的恶念便不配得到尊敬。同时，罗马文学也偶尔存在针对衰老本身的负面观点。罗马诗人贺拉斯（Horace）和奥维德（Ovid）写下了一切快乐之源终于老年的观点；讽刺作家尤维纳利斯（Juvenal）恶意塑造了老年人形象：

"衰老意味着眼睁睁看着我的爱死去。"

到了帝国末年，罗马征服带来了社会性、政治性变动，削减了老者的权力。年轻的士兵和治安法官取代尊贵的元老院获得了权力。在加列奴大帝（Gallienus）的统治下（约公元260—268），元老院丧失了财务特权。事后看来，这些帝国瓦解前的发展使得罗马哲学家西塞罗的几百年前的言论更为深刻："江山总失于年轻人之手，而救星却往往是老者。"

古希腊和古罗马的政治制度确实对老年人有着明显的影响，这一影响持续了数百年。正是这样的社会才发展出了这样的观念：财产所有权的基础是法律和制度，而不是个人力量。当主人的身体状况不再重要时，权力的重要性便胜过了个人能力。由于财富通常和年龄成正比，在许多社会中，这一法律进程为老年人（尤其是男性）提供了一种机制，使他们即便在身体大不如前的情况下也能获得和维持崇高的社会地位。

■ 中世纪

对于老年人来说，中世纪算不上一个特别美好的时代。艺术和意识形态反映出人们对待衰老的悲观态度。老年人受到排挤，年轻人统治着世界。甚至极少有人能活到晚年。在这一时期，对大多数农民而言，30岁已经是寿命的上限。

中世纪前期

特别是在中世纪前期，统治方式更多地来自于战争而不是稳定的制度。这给历经沧桑的老者留出的空间极少，仅有两个例外：在 7 世纪以 79 岁高龄被西哥特人选为国王的 Khindaswintz，以及在 8 世纪、9 世纪统治西欧各地直至 72 岁辞世的查理曼大帝（Charlemagne）。连教皇都是年轻人。影响力最大的早期教皇之一，格里高利一世（Gregory Ⅰ）在公元 590 年获选，64 岁时逝世。

在许多日耳曼和斯堪的纳维亚部落，如果一个自由人被杀害，需要支付一笔抚恤金，而这个人值多少钱是以年龄来衡量的。例如，对生活在 6 世纪的西哥特人而言，孩童的价格是 60 金币，年龄在 15 岁至 20 岁的男孩是 150 金币，20 岁至 50 岁的男性是 300 金币，50 岁至 65 岁的男性是 200 金币，年逾 65 岁的男性是 100 金币，15 岁至 40 岁的女性是 250 金币，40 岁至 60 岁的女性是 200 金币。相比之下，勃艮第法律较为简单：20 岁至 50 岁的人为 300 金币，50 岁至 65 岁的人为 200 金币，65 岁以上的人为 150 金币。

中世纪中期

封建社会的等级顺序在公元 1000 年前后得到了加强，人民主要分为三种地位：战士、劳动者和祷告者。战士（自古以来便不是老年人的领域）比劳动者和祷告者地位高，老者的影响力极小。威尼斯的行政首脑（亦称总督）是唯一的例外。这一时代的史诗，如《武功歌》（*Chansons de Geste*），把年轻人塑造成了英雄。尽管这些年轻人往往也都长寿，但这些人物形象通常都是永恒的，已经被漫画化。

在此时期，一个男人通常得一直种地，直到体力不能支撑为止，之后其长子会接替这一工作。然后，地主会指定一个房间，让退休后的老两口生活；在爱尔兰，这间房通常是西厢房。孤寡老人有时会得到贵族或寺院的帮助。从 4 世纪开始，教堂修建了救济院和医院，可能对老年人有所帮助。然而，也使得许多人沦为穷光蛋。《李尔王》讲述了一位没有男性继承人的大不列颠国王如何在老年受到三个女儿虐待的传奇故事。这个故事流传很广，因为它讨论了日常环境和复杂的、不正常的家庭关系。

中世纪世界怀有通过返老还童来战胜衰老的梦想。在传奇故事中，通常表现为回春的法宝，例如，一个有魔力的水果、长生不老药、通往阿瓦隆岛（一个无人老去或死亡的生命之岛）的通道。在斯堪的纳维亚神话中，几代人之间的战争很常见，而胜利总是属于年轻人的。有意思的是，北欧神话的众神并不能长生不死，他们必须要吃下回春的苹果才能返老还童。在几则神话故事中都有寻找被偷掉的苹果或吃不着苹果的情节。

青春的优越性以及权力从父亲到儿子的转移对基督教产生了影响，这一点自 11 世纪以来尤为明显。在这一时期的彩色玻璃窗和插图版《圣经》中，中心人物是基督而不是圣父，并且生命的每个阶段与这个中心之间的距离都是一样的。这种模式使东方和西方宗教之间形成了有趣的对比。例如，据说佛陀要经历所有生命阶段，在 80 岁临终前才能功德圆满。而耶稣则在较为年轻的年纪便执行使命，死时年仅 33 岁。

在中世纪，图腾很重要，因为不识字的人也能看得懂。在这门艺术中，我们也发现了与古希腊和古罗马如出一辙的矛盾衰老观。老者时而被塑造成大智大慧的顾问、先知、圣人；时而被描绘为瘦弱、胡子拉碴的隐士，例如，时光老人有时被描画为手持长柄大镰刀、生有翅膀的瘦弱形象。在 11 世纪和 12 世纪，死神手握这把长柄大镰刀，而时光老人这个生命的大敌则是死神的盟友。占星学家认为运行最慢、最遥远的土星又寒冷、又干旱，便将这个星球同贫穷、衰老以及死亡联系在一起。在艺术上，土星通常被塑造为一个手持长柄镰刀、镐和铁铲的阴郁老人，还拄着一根拐棍。有时他有一条木腿，被阉割过，或者是一位老态龙钟、长着翅膀，拿着计时沙漏的时光老人。在一幅画里，土星一边吃自己的儿子，一边飞跃天国。

中世纪文学对于衰老的描绘一般颇为阴沉。菲利普·德·诺瓦雷（Philippe de Novare）在 1265 年描写了生命的四个阶段，并评论道："老年人的生命只有痛苦和劳累。"一首 13 世纪的诗歌说道："他将在 10 月年满 60。然后他便垂垂老矣，须得铭记——时间正带着他奔赴死亡。"在一些作家笔下，世界表现出一种衰老和颓败之感。德国弗赖辛的主教奥索（Otho）在其作品《两座城的纪事或历史》（*Chronicle or History of Two Cities*）中写道："我们眼睁睁看着世界衰退，仿佛呼出了老朽之年的最后一口气。"亚当和夏娃的原罪让许多人相信，人类注定要遭遇不幸。抉择都是每天制定，没有长远观念；每个人距离死亡都很近。希望都存在于时间之外，人类只有脱离尘世生活才能期盼救赎。

中世纪末期

即便到了中世纪末期，长寿之人也极为罕见。死于 1380 年，享年 42 岁的法国国王查理五世（Charles V）被认为是一位睿智的老人。但是，社会和文化因素渐渐开始转变，使得老年人的地位和经验有了细微的改善。由于教会将追逐利益合法化，商业开始繁荣。在所有权方面，合同开始代替体力发挥更大的作用，使人们能够积累财产和金钱，享受财政带来的稳定生活。在上层社会中，这极大地改变了老年人的境况，因为他们可以通过积累财富来获得更多的权力。

在思想和文学方面，对待年老的态度也稍微变得温和。但丁（Dante）在《飨宴》（Convivio）中将人生比作从地球上冉冉升起直至穹顶，然后又回落的一条曲线。顶点是 35 岁，晚年是 45 至70 岁。还有一个类比是从水手的眼中看待衰老的，水手一看到陆地便降帆、漂向港口。自 1400 年始，死亡艺术这种描述如何做准备迎接死亡的图书就开始泛滥。这些书认为；老年是保证救赎的阶段，建议阅读祈祷书籍并立下遗嘱（当然有一部分要留给教会）。

然而，通俗文学对衰老还存在强烈的消极态度。当时的两名作家薄伽丘（Boccaccio，意大利人）和乔叟（Chaucer，英国人）

拿老年人取乐，尤其把老年人的性欲描写得很恶心。例如，在薄伽丘的作品中，老男人总是不举，在乔叟的作品中则表现为假装有性能力，令人恶心。社会上也存在讥笑上了年纪的女性的现象。位于诺曼底的巴约大教堂南塔里有关于一位主教的母亲伊莎贝尔·德·杜夫尔（Isabelle de Douvres）的涂鸦题词：“为什么埋在这里的只有一个老女人而不是一百个？”这一时期的故事还利用了衰老和失明这一有现实依据的联系，因为白内障是造成许多老年人失明的元凶。在文学上，这种失明通常象征着流亡和孤独，同时也代表着精神洞察力。

15 世纪的法国似乎充斥着对于死亡的担心，无数令人毛骨悚然的表现“死亡之舞”和“死亡的胜利”的插图就是证据。死神和时间通常被塑造为手持长柄大镰刀和沙漏的骷髅；人类则只是一具行尸走肉。

■ 文艺复兴时期

文艺复兴时期有一个显著的特征，即重新发现古代世界，思想家和艺术家将古典价值同耶稣的福音和教义相融合，把对生活和美好事物的热爱同基督教精神结合在一起。尽管艺术方面呈现出欣欣向荣的景象，但艺术塑造的老年形象还是老一套，负面形象占了大多数。灰白的头发代表着寒冰和生命的冬天，与青葱岁月形成对比。人们通常不会向往晚年，反而将之视为挫败，因为它代表着“昏惨惨黄泉路近”。

同几百年前一样，文艺复兴时期推崇身体之美，憎恶衰老。中世纪对女性的贬抑仍在继续，古人的影响深远。费尔南多·德·罗哈斯（Fernando de Rojas）1942 年的剧作《塞莱丝蒂娜》（Celestina）破天荒地把老妇人塑造成主人公。作者把所有老妇人的缺点（以及一些优点）都堆积到她的身上：一个有智慧的享乐主义者，悭吝，在两性关系上爱操控对方。

这一时期的喜剧继续把老人当成嘲笑的对象。通常对晚年崛起的暴发户和商人的攻击最为刻薄。当老商人拿钱买到年轻妻子，令年轻男性梦碎的时候，这件事仿佛就成了令人难以忍受的丑闻。

有些作家对待老龄的态度要和善一些。广受喜爱的学者伊拉斯谟（Erasmus）在《对话录》（Colloquies）中有一段献给老年人的对话，他是这样描写年届 60 的完美老人的：白头发，视力状况良好，面色红润，没有皱纹。被冠以"衰老的使者"之名的路易吉·科尔纳罗（Luigi Cornaro）于 1547 著有《通向健康长寿的不二法则》（A Treatise of Health and Long Life）一书，时年 83 岁。他在书中强调节制、锻炼和控制饮食，此书再版不下百次。据说科尔纳罗活到了 102 岁，他说："智慧生活带来幸福晚年。"

诗人阿格里帕·多比涅（Agrippa d'Aubigné, 1552—1630）的一生充满了冒险，他最后写下了许多歌颂老年人的诗歌。他年轻时失去了第一任妻子，还参与了胡格诺派绑架年轻的法国国王弗朗索瓦二世（Françors Ⅱ）的阴谋。玛丽·德·梅第奇

（Marie de Médicis）篡位时，多比涅成了报复的对象，他携比自己年轻许多的新任妻子躲到了日内瓦的克瑞斯特城堡（chatesau du Crest）。他一边过着乡村绅士的生活，一边把晚年生活塑造成从容的冬天、平静的港口。在其作品《惨景集》（*Les Tragiques*）中，他表示秋日的玫瑰比任何时候都更加美丽。

还有一位名为米歇尔·德·蒙田（Michel de Montaigne）的作家兼哲学家为大家企图掩饰的现实提供了全新的视角，虽然他并不认为衰老能使他富有，但随着他变老，他的文章却变得更深刻、更具内涵，原创性和哲学性更强。这时他才意识到，体能渐渐衰退的时候才是自己的巅峰时期。

在文艺复兴时期的图腾中，通常用四季来代表衰老。例如，十一月被描绘成病恹恹的老人，即将步入代表死亡的十二月。

文艺复兴时期的又一个艺术主题是青春泉。在老克拉纳赫（Cranach）的一幅作品中，在泉水中玩耍的老妇人从泉水的另一边以年轻女子的模样出现。曾有人问克拉纳赫，为什么以女性作为焦点，据说他的回答是："如果女性年轻，男性也自然会变年轻。"由于青春泉之谜深入人心，庞塞·德莱昂（Ponce de León）曾于 1512 年前去寻找它的踪影，最后发现了佛罗里达；在当代，佛罗里达老年人口不断涌入，这也许超过了许多人的想象。

17 世纪带来了一些新的文化发展，在某些方面，这些发展会威胁到老年人的地位。除了在天特会议（1545—1563）之后路易十四（Louis XI V）和数位教皇（当时均已六七十岁）上台之外，权力都掌握在年轻战士的手中，老年人的日子并不好过。当时的

平均寿命大约为 25 岁。有一半的孩子在襁褓中便夭折，大多数
成年人只能活到 35 岁左右。人们在童年常常要忍受残酷的虐待，
对他们而言，人生就是在营养不良和极差的卫生条件下的无休止
的劳动。一般农民到了 30 岁便直不起腰，脸上也长满皱纹。长
寿的人通常都不出门：上层社会的男性要么回到自己的庄园，要
么接受圣职。

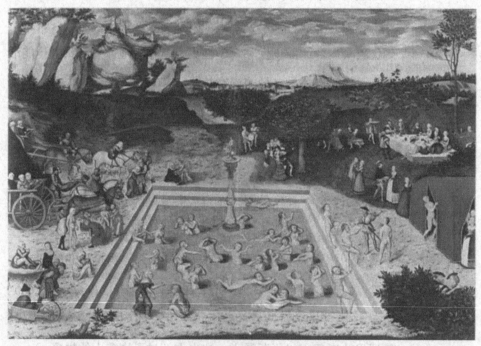

图 13-1　老克拉纳赫于 1546 年作的《青春泉》
注：注意从左边进入水池的老年人和从泉水右边洗浴后出来返老还童的年轻人。

在英格兰，伊丽莎白女王（Queen Elizabeth）于 1603 年颁布
了济贫法，通过建立救济院和医院等慈善机构来对抗每况愈下的

贫困和艰苦的生活条件。在济贫法之前，教区只帮助本区内的穷人，而残疾人和老人只能去可怕的收容所。济贫法是建立在富人应当慷慨解囊做慈善这一宗教观念之上的。在这一时期，社会动荡不安。几个世纪之后，被皇权加持的独裁者绞杀的清教徒和商人做出了反抗。在社会阶级两极分化的情况下，叛乱爆发，英国皇室在英国内战中打了败仗。

清教徒价值观的崛起极大地影响了贫民阶级的老年群体。清教主义把基督教精神改为勤勉的竞争，并视懒散为罪恶："不劳动者不得食。"同时，由于该文化中家庭结构优化，尤其是对于祖辈的尊重，中产阶层的老年清教徒开始变得富有。让·博丹（Jean Bodin）的哲学影响了 1606 年的英国国会，儿童的生死权都掌握在其父亲手上。许多清教的布道都以"齐家"为主题，掌握权威的人都是长者。人们相信老年人都已经挣脱了欲望的羁绊，能够真正践行禁欲主义。既然成功意味着神的庇佑，那么晚年自然也象征着美德。

始于 1660 年的英国复辟是对清教徒的暴力回应。国王查理二世（King Charles Ⅱ）开了一些戏院，上映的剧作充斥着代际冲突和对老年人的蔑视，挑战了清教价值观，例如，威廉·康格里夫（William Congreve）的《为爱而爱》（Love for Love）。这一时期的文学把老年人当作笑柄，嘲笑老年女性，辛辣的讽刺直指老年男性。有时对于老年男性的处理更加微妙：在某些作品中，稍微上一点年纪的男性仍是男人，在他们身上，人类的情感并没有被禁止。法国戏剧大师皮埃尔·高乃依（Pierre Corneille）在

其剧作《熙德》(*Le Cid*)中表现出较为积极的情感，认为老年人
应有其地位，也应该拥有被爱的权利。这部剧作有许多关于爱与
衰老的佳句。

在衰老问题上，莎士比亚的态度极为消极。他的十四行诗运
用了冬天和暮光等一切关于衰老的陈词滥调，对待衰老的态度
极为消极。《皆大欢喜》(*As You Like It*)第二幕第七场中杰奎斯
(Jaques)关于人生七个阶段的独白尤为悲观——

> 世界是一个舞台，
> 男性也好，女性也罢，皆是伶人：
> 有出，亦有入；
> 人的一生，角色众多，
> 分饰人生七阶。
> 伊始为婴童，
> 在保姆的怀抱中啼哭呕吐。
> 之后为背着书包、满脸朝气的学童，
> 像蜗牛一样扭捏着身子，哭着不肯去学堂。
> 然后成为爱人，
> 发出火炉般的叹息，噙着一首悲伤的歌谣咏叹
> 情人的秀眉。
> 然后为战士，
> 满口奇怪的誓言，蓄着游吟诗人的胡须，
> 争夺荣誉，动辄开战，
> 即便身在炮筒也要计较虚无的名声。
> 然后为法官，

大腹便便，装满阉鸡，

眼神凌厉，胡须整洁，

满腹格言和俗套；

他如是扮演着自己的角色。

第六阶段，

他变成穿着拖鞋的精瘦老头儿，

鼻子上架着眼镜，腰间挂着袋子，

年轻时的长袜保存很好，

套在他那干瘪的小腿上却显得过于松垮；

他那阳刚的大嗓门，

变回了孩童的尖细之声，

像是在尖叫或吹口哨。

最终幕上演，

为这一古怪而多事的历史划上休止符的，

是变成老小孩，以及回归尘土，

没有牙齿，没有眼睛，没有味觉，一切尽失。

除索福克勒斯的《伊底帕斯在克罗尼斯》之外，只有莎士比亚的《李尔王》以老年人为主人公。在书中，晚年呈现出真实的人生状态，这也是理解人类和生命的基础。莎士比亚从衰老中看到的是恍惚的精神状态，而不是智慧。老人遭到了放逐。

■ 18 世纪至现代时期

自 18 世纪开始，尽管许多老年人继续面临着贫困、困难和虐待（这些问题到今天依然存在），但科学、经济、文化和社会的变化已经使老年人的生活质量得到了实质性的提高。

18 世纪

自 18 世纪伊始，卫生条件的显著提高极大地降低了早夭的比率，为长寿人口的增加扫清了道路。同样在这一时期，人们越来越多地意识到，贫困不是个人的错，而是一种社会问题。例如，1782 年英国颁布了相关的穷人救济法案，赋予教区组建联盟的权利，为穷人集资和开销。英格兰农村地区斯皮纳姆兰的地方官在 1795 年颁布了《济贫法》（Poor Law），规定社会必须资助无法养活自己的人，为老年人、寡妇、孤儿、病人和失业人群的基本福利奠定了基础。

18 世纪的科技进步使工业、金融和贸易进一步发展，催生了有钱有势的新商人阶级。当时的欧洲推崇诚信、直率和从事经济价值创造的人。富有的老商人从乔叟笔下嫉妒、报复的脸谱式人物摇身一变成为了值得尊重的人。年老和富裕意味着特殊的尊荣，因为人们认为一个人的成功是其智慧和德行使然。富有的商人看重道德观且讨厌浮华。

有钱人的日子越过越舒服。出行便利了，要想生意成功或过上丰富多彩的社交生活，靠的不是力量或劳力，而是靠智慧和经验。例如，萨克森州的伯爵莫里斯（Maurice, 1696—1750）就在痛风和外周性水肿夹攻的情况下击败了昆布兰公爵（Cumberland），取得了方特诺夫战役的决定性胜利。人的活跃寿命得到了延长，社会也不再惊讶于老夫少妻的搭配。

文学作品反映出对待老年人的复杂态度。18 世纪的法国文学作品充斥着矛盾斗争，涉及的人物既残忍又恶毒，如萨德侯爵的作品。其他作品则表现出更多的乐观精神和人文精神。加尔文派作家、哲学家罗素（Rousseau）提醒成年人，每个人都曾经是孩子。老者象征着家庭的稳定团结。家族可以通过继承遗产变得富有，尊重家族中的老家长成为资本主义的基础。人们可以通过慈善行为赢得幸福感。

在某种意义上，18 世纪可被视作一个情感时代：在心灵中找寻真理，颂扬美德；年迈的父母和年幼的孩子都属脆弱的家庭成员，需温柔以待。幸福同节制和闲适有关，这使晚年成为堪称典范的幸福阶段。尽管财富持续累积，人们却认为清心寡欲比拥有财富更有价值。皮埃尔·博马舍（Pierre Beaumarchais）的费加罗系列剧作塑造了骨血丰满的各种老年性格。例如，在《塞维利亚的理发师》（*Barber of Seville*）中，人变老后基本都会变好，只有自娘胎里便恶毒的人除外。

然而，对待衰老的悲观情绪依然存在。乔纳森·斯威夫特（Jonathan Swift）在《格列夫游记》（*Gulliver's Travels*）中塑造了史上最残酷的老年形象，他对老龄的描述极为消极。他笔下的斯特勒尔布勒格人很可怜，虽然他们长生不死，却永远是一副老皮囊。斯威夫特觉得老年不仅意味着衰老，还意味着孤独的流浪，以及被不断发展的世界遗弃。他提出了"在自己的国家成为异乡人"的新理念。

对返老还童的不懈追求也反映出对衰老的悲观态度。纵观历史，人们从来都不愿成为濒死的老人；相反，他们向往着青春泉。歌德（Goethe）的《浮士德》（*Faust*）也呼应了这一主题。如果靡菲斯特把浮士德的青春还给他，他便不会受快乐蒙蔽，以至于想让时间停滞。歌德希望能改变自己的皮肤，而其中的关键就是返老还童的可能性。

19 世纪

在 19 世纪，工业革命、迁居城镇以及新兴阶级（无产阶级工人）的崛起改变了欧洲。人口激增：1800 年人口为 1.87 亿，1850 年为 2.66 亿，1870 年增至 3 亿。人口的增加以及寿命的延长意味着老年人口过多，已经不容忽视。科学进步粉碎了一些误区，医疗发展使老年人有可能得到实质性的护理。然而，大多数老年人接受的治疗并没有因为这些变化而得到显著改善。

在 1840 年至 1850 年间，乡村人口已无法靠土地维生，而科技的发展也让穷人难以在工业地区形成竞争力。对于多数老年人而言，这些变化简直是无妄之灾。工业革命造成了极大的生命浪费。工人英年早逝，即使幸存也因年纪变老无法工作而囿于贫困。在英格兰和法国，上了年纪的流浪者、乞丐和一无所有的老年人大量增加。老年人的命运掌握在家人手中。尽管法律尝试保护老年人免遭剥削和忽视，但这些努力大都事与愿违，一些老人可疑地失踪了，也许是遭到了子女的杀害。

出版于 1812 年的格林童话反映了德国民俗，对待年迈之人极为蔑视。老头往往被刻画成一贫如洗的可怜人；老妇人则通常既邪恶又危险。有一篇名为《寿命》（*The Duration of Life*）的童话故事尤为让人心酸。在这个故事里，一切生物的寿命皆为 30 年。驴、狗和猴子要求上帝把自己的寿命分别减为 18 年、12 年和 10 年，因为生命过长会变得乏味。人则要求在 30 年的基础上延长寿命。于是其前 30 年正常地活着，然后像驴子一样负重生活了 18 年，又在没有牙齿的情况下到处咆哮和爬行着度过了狗的 12 年，最后在孩童的嘲笑下痴痴呆呆地过完了猴子的 10 年。

但是，这种蔑视绝非当时的唯一观点。在某些故事中，老年人的形象代表着超然、成长和智慧。年轻的男女主人公需要耐心、勇气、自律和克制的美德，而上了年纪的男女主人公则表现得通透、诚恳，有好奇心和心胸宽广。上了年纪的主人公所遭遇的对手都是心魔，不构成永久的威胁，而且这种斗争亦是一场个人的蜕变。战利品不是珠宝或物质财富，而是启示和升华。这场战斗的胜利果实不仅是属于胜利者的，也是属于全人类的。其敌人往往是虚荣、自大或误会。

穷苦的老人一直要面对负面的脸谱化形象和糟糕透顶的境遇，身处社会上层阶级的老年人却得到了极好的待遇。在 19 世纪末期，老年人之间的贫富差距已非常突出。法国复辟时期的保皇派建立了长老政治，把财产作为政权的基础。投资成为获利的主要方式，并取代租金成为影响经济的主要因素。象征家族共同利益的老祖父将家族成员紧紧联系在一起。

到了 19 世纪中叶，政权掌握在银行和实业公司的手中。在上层社会中，代际冲突呈现消失的态势，而改为一个阶层团结一致对抗虎视眈眈的下面的一个阶层。往往是儿子谋到比父亲更高的职位，父亲也为儿子的成功而感到骄傲。生活变得更为复杂，在许多领域，年纪大反倒成了先决条件。在维多利亚时代，英格兰奉行着清教价值观：严格的道德观、利益观和品行庄重。凡此种种，皆有利于老年群体。当代社会的衰老观已有所不同：岁月沉淀意味着更多的知识和智慧。

　　艺术作品继续呈现生命的阶梯，其中以中年为最高阶层，往后随年龄的增长而降低。

　　19 世纪的文学开始反应更为真实的老年观，第一次以现实主义的方式对待一切阶级，尤其是被剥削阶级。此时出现了一个新的主题：老忠仆。穷困的老人羞羞怯怯地进入了文学领域！19 世纪早期的传奇剧中有威严而令人感动的老年人物，他们以高贵的灵魂来补偿自己所犯下的错。有人认为晚年和童年很相似，查尔斯·狄更斯反对这种观点。亚瑟·叔本华（Arthur Schopenhauer）不掩饰地表达了悲观的态度，但也正因为这种悲观，使得他很重视老年人。在《人生的智慧》（Wisdom of Life）第六章中，他写道："老年人的负担比年轻人轻。"拉尔夫·瓦尔多·爱默生（Ralph Waldo Emerson）这样歌颂晚年："逃脱了危险；没有建功立业的紧迫；不惑也无忧；知识经验皆有所获。"维克多·雨果（Victor Hugo）亦推崇晚年。在《悲惨世界》（Les Misérables）中，他用一个躯体衰竭但灵魂高贵的形象细致地刻画了孩童和老人的相似之处。

20 世纪

　　20 世纪，城镇化继续推进，人生经历变得极为多样化。人们继续离开自家农场和小城镇，到城市里寻求更好的前程，这颠倒了传统的家庭结构。族长制进入衰落状态。年轻人推行了暴力的政治运动。后来，技术的发展一度意味着个人的知识非但不会随时间增长，反而会过时。在某些方面，年纪已经不再是优势，年轻人却受到了青睐。

　　在人类历史的每一个时代，似乎一切都在改变，又没有变。尽管世界上许多地区的人的寿命都大大延长，生活条件也得到了极大改善，但无论是在个人情感、社会还是在文化方面，老年人的形象依旧要么是孱弱或邪恶的，要么是睿智而德行高尚的。真相是，不管年龄多大，我们都是人，要想活出最大潜能，我们就必须直面和摆脱这些存在了几百年的负面揣测。如果能采用现实的角度，带着敬意去看待衰老，我们就可以掌控自己的命运。

第 14 章

自我形象和角色转变

年龄只有当你在衰老的时候才会成为问题。如今我虽然年事已高，但仍可以活得像二十岁。

——巴勃罗·毕加索

如果你都不知道自己从前有多老，将来又能有多老呢？

——撒切尔·佩吉（Satchel Paige）

年轻人的眼界似乎是无限的。然后，随着岁月的流逝，当你跨越某个门槛时，你会突然意识到自己所剩的时光有限。大部分光阴已经逝去，这意味着什么？你真的能改变从前的自己吗？在未来有限的日子里，你能做什么？该如何适应在工作、家庭和社会中的角色转变？面对衰老，个人的内心体验会受到哪些因素的影响？

对衰老的成见会一语成谶：如果你心怀敌意地对待衰老和老年人，那么你也决定了自己的命运。随着年华老去，我们似乎越来越像自己：我们内心深处的主要性格特点愈发凸显。疑心重的老年人也许会怀疑身边的人是来加速自己衰老而非帮自己抵御衰老的。对疾病的恐惧、身体的衰弱以及经济状况的不稳定会耗费大量精力，损害其与他人的关系，妨碍其对生活的享受。相反，一个较为大度的灵魂会在晚年得以绽放，因为他会放慢脚步去欣赏生活中的小事，并且怀揣着感恩之心生活。那些从容老去，对未来报以乐观精神的人能够从自己的内心体验、工作和家庭中得到更大的乐趣。清醒地认识自我形象，好好面对社会的影响，你就可以放开手脚去营造既丰富多彩又益于健康的情感生活。

■ 内心的观念

在人的一生中，身体会不断经历生理变化，尽管这些变化通常只有在年纪很小和很大的时候才尤为明显。在照镜子的时候，我们无法像陌生人一样客观地看待自己。因此，衰老通常令我们猝不及防，意识到自己已经衰老会令人悲伤。

其实大可不必。美国作家狄普瑞（Max De Pree）曾说："我们不能通过保持现状来成为自己需要的人。"对于自信的人而言，衰老永远都只是理论上的概念。正如马克·吐温所言："只要都坐着，年轻人和老年人并没有什么不同。"如果你带着欣赏的目光看待自己，并且自在面对衰老过程，那么年龄就并不重要。

从上了年纪的画家的自画像中，我们可以看到不同的人面对衰老的不同方式。例如，安娜·玛丽·罗伯逊·摩西（Anna Mary Robertson Moses，摩西奶奶）年届 90 还拥有活泼细腻的表情。李奥纳多·达·芬奇到了 60 岁，眉宇和须发间还是透露出青春莽撞的活力和智慧。他显然处于巅峰状态，但其玩世不恭的状态中又带有一丝失意。70 岁的丁托列托（Tintoretto）看起来意志消沉，精疲力竭，还很迷茫。63 岁的伦勃朗（Rembrandt）志得意满，充满期望。耄耋之年的提香（Titian）表现出传统的庄严和平静。77 岁的莫奈是唯一欢快的一个，甚至可以用兴高采烈来形容，面色明亮，眼神愉悦。诺曼·洛克威尔（Norman Rockwell）的《三人自画像》（*Triple Self-Portrait*）对老年艺术家自我形象的注解尤为可爱，在画像中，年迈的洛克威尔让自己年轻了许多，仿佛这就是他在镜中看到的自己。

在具有选择权的富人之中，面对衰老的反应通常能反应和放大他们的性格和价值观。在写作圈，沃尔特·惠特曼（Walt Whitman）保持乐观；路易吉·科尔纳罗（Luigi Cornaro）表现出节制和慷慨。歌德和托尔斯泰则不停地挣扎；对待活力的丧失，欧内斯特·海明威（Ernest Hemingway）从未适应。

若是生病，旁人不会比病人更清楚。但衰老则是旁人比自己看得更明白。作为抵抗，有些老年人情愿认为自己病了也不愿意承认自己的衰老。我有一位 80 岁的病人说过："我觉得自己就像个年轻人，只是和他们略有不同罢了。"结果就是，我们在旁人的眼中变老，也渐渐被他们说服，相信我们已经老去。这对一个人的人生观、态度和期望所造成的影响完全因人而异。这也是我们能够把控的事。

■ 变化的时间知觉

还记得小学那 15 分钟的休息时间吗？15 分钟而已！我们可以利用这点时间分组踢儿童足球或打棒球。那时的时间过得很慢，圣诞节似乎总也盼不来。然而数年过去，时间仿佛越走越快。是什么原因导致了时间知觉产生变化？

孩提时期，大人们给我们搭建了一个时间结构：醒来，上学，看电视或玩电脑，吃饭，睡觉。日子似乎很长，望也望不到头，这造就了永恒的错觉。老人可以领会未来和生命的有限。回程的旅途通常比来时过得快，因为我们已经熟悉了路线，知道该期盼些什么。并且，童年的我们没什么过往，因此，从比例上来说，岁月比较漫长。例如，6 岁的我要回忆 2 岁的事情，中间有 4 年的记忆，每一年都占到自己一生记忆的 25%。如今的我年逾花甲，1/4 的记忆包含 15 年还要多。于是，按比例计算，我现在所感知的 1 年大约相当于 6 岁孩童的三个半星期。

未来生活的质量会随时间变化，从不明确、无限变得更为明确而有限。如第 12 章所述，习惯会加速时间知觉，加强未来的可预测性，因为一个人的日程总是遵从预先设定好的模板。打破习惯、制造小惊喜会让时间变慢。譬如，旅行通常会制造一些类似慢镜头回放的记忆。一个人若以留心生活中各种细节的方式来对抗生活经历的自然加速，就有可能品味其拥有的时光，把当下活得更为充实。

■ 哲学的训诫

我们都必须面对一个事实，即衰老会给我们的身体带来变化，也会影响我们同自己、同他人的关系。在这一转变期，有个很大的挑战是弄明白令我们真正感到幸福的是什么，以及如何让它符合社会对我们的预期。亚里士多德在《修辞学》中所持的哲学观点是：我们应当屈从于无法逃脱的衰退，不再参与人与人之间的关系以及贡献活动。然而，从古至今，还有许多哲学家亦提出驳论，对老年人的潜能持更乐观的态度。例如，在《论老年》中，马库斯·图利乌斯·西塞罗提出并总结性地推翻了四种消极的衰老观："第一，令我们远离积极就业；第二，让身体变得衰弱无力；第三，几乎剥夺了所有生理上的乐趣；第四，下一步便是死亡。"他认为老人还有很大的工作价值。在他看来，那些持反对观点的人"就跟认为舵手于驾驶轮船一无所用的人一样，因为其他船员都在攀爬桅杆，有人在舷梯上急急忙忙地爬上爬下，还有人忙着抽出舱底的水，而他却默默坐在船尾握着舵柄。虽然他不能做年轻人所做的事，但他做的事更重要，也做得更好。"至于力量和体能的减退，西塞罗说道："你应该利用你所拥有的东西，不管你能做什么，都要竭尽全力去做。"他认为，与年轻人相比，老年人在德行、理智和审慎方面所拥有的力量更大。

还有一种观点（或许柏拉图阐述得最为清楚）认为，年纪会给性格和成熟度带来质的变化，这其实对社会是有益的。老人没有理由退出这个世界，他们应该继续充当社会的一个组成部分。

年老不是逃避空虚生活的避难所，而且，无论你是否形成了满意的自我形象，你都必须面对自己的晚年生活。接受这些限制，去面对有限的未来吧，这些都是成熟的标志，无关闪避或失败。面对衰老，你可以选择采取何种态度。

■ 工作和满足感

对许多人而言，源自工作的满足感是自我界定、自尊和社会地位的核心。但是，在很多方面，现代社会所鼓励的在退休后做出重大贡献的观念未免太过狭隘。那些认定赚钱才有价值的人本身就自我否定了退休的满足感，并且给自己和他人埋下了苦恼的种子。

重新考虑退休

科技深刻地影响着退休的意义。在工业革命以前，老人由于掌握着有用的信息而受到人们的尊重：只有老人才记得很久以前的洪水，了解如动物迁徙这样的长期模式。由于印刷机的发明，个人记忆的重要性不复从前，因为这些观念可以被写下来并批量印刷。随着工业的崛起，生产力和利润成为衡量人的价值的标准。如今，由于工作场地的变化，老人的地位变得愈发不明确。由于科技变化的节奏越来越快，习得的技能很快便过时。就拿我自己来说，我从前熟练掌握摩斯密码，使用计算尺或穿孔卡片在大型计算器上运行统计程序的本领如今已经过时。我的孩子都不清楚计算尺是什么、有什么用。

正如连载漫画《呆伯特》（Dilbert）每天都提醒我职场并不总是公平的。在职场，年龄歧视是违法的，但是通过并购、收购和精简的企业重组似乎会裁减掉那些年纪较大的员工。强制退休应该以年龄为基础吗？有一个讽刺的情况是，好几次大灾难都是由距离强制退休只有几个星期的老飞行员成功地避开的。此外，世界上最具影响力的人都是高龄老人，如美国参议员和众议员、最高法院法官、各位国家元首以及各领域的领袖，在许多美国公司，他们都会成为被迫退休的人。

如今的专家在退休后都会遭遇相当矛盾的被对待的方式。退休的医生也许广受尊重，但不会有人询问他或她关于临床的意见。在如运动员和表演艺术工作者这样对身体素质要求高的职业里，一个人可能会过早遭遇强制退休。譬如，在某些奥林匹克体操项目的竞赛中，二十出头的女性已经被认为是年纪过大，尽管她们中偶有从参赛者转变为教练的例子。

我认为，老年人能够在专业领域做出巨大的贡献。岁月会累积出知识、经验、认知甚至智慧。有许多人都是年事已高才到达自己成就的最高峰。例如，哲学研究便需要时间的沉淀，通常哲学家的思想会随年纪的增加而得到丰富，因为他们能够更加充分地理解生活经历的含义。知识分子、作曲家和艺术家也会随年龄的增加而在作品中显露出更为深刻的内涵，因为他们清楚自己的未来短暂，过往的经历都是独一无二的历史。作曲家当中的巴赫、贝多芬、蒙特威尔第（Monteverdi）、威尔第（Verdi）以及斯特拉文斯基（Stravinsky），艺术家当中的乔凡尼·贝利尼（Giovanni Bellini）、阿尔布雷特·丢勒（Albrecht Dürer）、弗兰斯·哈尔斯（Frans Hals）、奥古斯特·雷诺阿（Auguste Renoir）、保罗·塞尚（Paul Cézanne）和乔治亚·欧姬芙（Georgia O'Keeffe）都是有名的例子，他们的风格和成就都随年龄渐长而臻于至善。或许这源于音乐和艺术的复杂性：需要花费时间来掌握，需要自信才能打破成规。对于政客来说，老龄是一个复杂的冒险。凭借年纪大及其所包含的经历，一个人可以在某些方面"预见当前"，这正是政治家的任务，并且，在现代，确实有许多政客会留在获选的职位上继续工作到生命的最后几十年。但是对于那些认定自己会影响历史方向的人而言，从政坛退休则是一个接受权力丧失的过程。

当然，许多行业也会出现同样的模式。社会意识亟待调整，因为人们退休的时间比童年和青春期还长，甚至超过了工龄。在改善原子裂变、修改干细胞和 DNA 的能力之时，我们需要有能力、有经验的工作者、领袖和思想家。或许在这个社会中，上了年纪的工作者不再是财政负担，而是社会的必需人才。我们无法承受这些宝贵人力资源的浪费。

重要事业的价值

只要力所能及，有些老人会不考虑经济需求，以专业的能力坚持工作，仅仅为了享受工作赋予的乐趣。但大多数老人希望从日常工作中退休，以便享受工作中得不到的闲暇之乐。然而，退休往往预示着空虚无聊的未来。

从许多方面来说，我们通过自己的事业来理解这个世界和自己的位置。倘若工作项目变少，我们的世界就会变得贫乏；没有工作来占据心灵、发掘兴趣，我们的认知就会变得迟钝。我见过太多老人由于没有了有意义的工作而在头脑和情绪上停滞不前。

事业的缺失会扼杀求知欲。临床上的抑郁症会进一步削减动机：
"何必费事，我能得到什么？"无欲无为常常将我们变得阴郁冷
漠，很容易掉入漠不关心和停滞的恶性循环。

　　培养许多兴趣，从事许多有意义的活动的人似乎更能享受晚
年生活。这要求一些灵活性：据传查尔斯·达尔文曾说："活下
来的物种既不是最强壮的也不是最聪明的，而是最能应对变化
的。"如果没有目标，自由和清醒的神智亦无用处，但是如果一
个人的脑子里装满了工作项目，它们就显得非常重要。年龄会带
来自由及好奇和挑战的心境，有助于解决问题和深化知识。晚年
最大的财富就是拥有一个充满计划的世界。有效的忙碌使我们避
开无聊和退化。亚里士多德提醒我们："人生就在当下。""活动
是幸福的必要组成部分。"

　　我们对现在的感知取决于自己的过去和未来。在几乎所有领
域，老年人同其所生活的时代之间的关系都会发生剧烈的变化。
我们所理解的"属于自己的时代"是指完成工作的时候。当工作
停止时，我们的时代便结束了。此时的时代属于努力完成目标的
年轻男女。老年人似乎成了上个时代的遗留物，喜欢回顾自己的
过去，在那个属于他们的时代里，他们都是完整而充实的角色。
我们必须从更广泛的层面看待老年人退休后的重要参与，包括各
种其他行业、个人事业、志愿活动和社区贡献。

金钱的作用

　　许多老人面临着巨大的经济困难；这些担忧都是真实存在

的，对生命的质量有着实质性的影响，并且，从社会层面来讲，也必须用同情心去处理。但是，即便是退休后有充足的积蓄以过上安逸生活的幸运儿，也会遭遇金钱带来的其他麻烦。对于一些老年人（尤其是已从日常工作中退休，但没有从事重要事业的老年人）而言，金钱和财产可能会被错误地等同于他们的存在。金钱有着明显的价值：它是未来的保障，将来没薪水领的时候若要得到照料也得靠它。不过，金钱的重要性会被夸大，随着年龄的增长，有些人会痴迷于金钱。富有的老年人会留一手，以自己的身份投保，提防对自己有所图谋的人。这种预防机制很脆弱，因为这笔钱可能会打水漂。如果富有的老年人以拒绝提供经济援助为威胁，试图继续控制自己的子女，这种方式得到的几乎总是反效果。当我们老去时，有意识地保持一种健康而现实的金钱观是管理情绪的关键一环。

■ 家庭生活

家庭是我们文化的微观世界，每代人之间的关系对我们的生活都施加着巨大的影响力。在理想的情况下，老年人会得到支持、照顾、尊重和地位，以及一种目标感，这种目标感来自家庭及其在家庭中的作用。作为交换，他们提供文化内涵、安定和历史承载。祖父母同孙辈之间的互动常常是玩耍、相亲相爱以及出于尊重和喜爱的知识交换。如果我们关爱孩子，而孩子又看到我们关心父母，也许他们也会关心我们。

　　人到晚年会很惧怕从挑大梁的成年人变成倚仗他人帮助的人。生活不能自理令我们仰人鼻息，令我们感到不安。许多老年人都不信任中年人，也许是意识到了他人和自己身上可能存在的虚伪、不诚恳和双重标准。例如，我曾见过一些老年人为了尽早打消家人把自己送进养老院而淡化或隐瞒疾病。年迈的父母和子女之间这种紧张关系没有限度。已婚夫妇彼此照顾、支持，但是对于未来还是存在担忧和不确定性，彼此的担心和不确定使得双方都承担着双倍的压力。

代际冲突

　　有一句波斯谚语："子女是通向天堂的桥梁。"老人的情感平衡往往取决于他们同子女的关系。到了晚年，我们必须重建、彻底改造同子女（现在是成人）的关系；这方面的成功与否能够决定他们对我们怀有情感、矛盾情绪还是敌意。1937 年，《读者文摘》曾引用马克·吐温的话（未经证实），据说他讥讽道："14 岁的时候，因为我的父亲着实愚昧，我几乎无法忍受自己身边有老人的存在。但是，在即将 21 岁的时候，我却惊讶于他在这 7 年中学到了这么多的东西。"有的孩子可能永远都无法克服对父母的青春期憎恶，十分在意自己寄人篱下，把自己视作负担，并且需求过高或疑心太重的父母会加剧这种情况下的情感冲击。

　　在各个时代的文学作品中，我们都会遇到父母与子女关系的模式。尽管这些模式化形象常常因为错误或过时的揣测被漫画化，但是，意识到它们，了解其与自己生活的对应之处亦有用处。例如，父子常常被描绘为相互冲撞，争夺权力或地位。父女关系往往较为温情。希腊剧作家欧里庇得斯（Euripides，公元前480—406 年）总结道："对于年纪越来越大的父亲而言，没有什么比女儿更宝贝了。"这种关系有时会在女儿结婚后因为妒忌心或者女儿态度的高高在上而变糟。母子关系也许是最不复杂的，尽管年老的母亲常常被塑造成嫉妒儿媳的尖刻形象。母女关系有时会在青春期进入瓶颈，变成服从和叛逆的斗争，作家艾尔玛·邦贝克（Erma Bombeck）曾幽默地指出这样一种情愫："虽然我的母亲不会承认，但我一直令她失望。在内心深处，她永远不会原谅自己，因为她竟然生下一个拒绝清洗锡箔纸以便再次使用的女儿。"母亲亦会因女儿青春年少而感觉受到威胁，她们之间的关系受到做事方式的巨大影响。

寓言和童话故事一针见血地指出了代际关系的复杂性。有一个尤为心酸的例子是格林童话《祖孙俩》（*The Old Man and His Grandson*）：

从前有一个年纪很大的男人，他的视力已非常模糊，双耳听力迟钝，双膝也已颤抖，坐在桌上吃饭时连勺子也拿不稳，汤要么被洒在桌布上，要么从嘴边流出来。他的儿子和儿媳非常厌恶这件事，于是这位年迈的祖父最后不得不坐到炉子背后的角落里，他们用陶碗装了食物拿给他，甚至都不让他吃饱。所以他总是双眼含泪地望着饭桌。

曾经有一次，他颤抖的双手又没拿住碗，碗滚落在地摔碎了。年轻的儿媳骂了他，但他没有作声，只是叹了口气。后来，他们花了几分钱买了个木碗，让他捧着它吃饭。

有一天他们正坐着，4岁的小孙子开始把小木片儿堆在地上。"你在做什么？"父亲问道。"我在搭一个小食槽，等我长大了好给爸爸和妈妈用呀。"孩子答道。

这个男人和他的妻子面面相觑了一会儿，当场哭了出来。然后，他们让这位年迈的父亲回到饭桌上，自此以后一直让他同他们一块儿吃饭，即使他弄洒了点东西也不说什么了。

代际关爱

尽管存在冲突，但代际关系亦是爱和支持的主要来源。这些互动对每个人而言都很重要。我记得有人引用玛格丽特·米德（Margaret Mead）的话（但我找不到出处了）："老人能教会年轻人，变老没关系。而年轻人也可以教会老人，死亡也没什么大不了。"或许，同孙辈之间的互动能为老人带来最温暖、最幸福的体验。用已故专栏作家艾比盖尔·范布伦（Abigail van Buren）的话来讲就是："我不是一个随身带照片的祖母——但我那几个孙儿……却碰巧是全美大陆最好看、最聪明、最有教养的孙儿，在加拿大、维尔京群岛也一样。"倘若有沟通和相互尊重的开放渠道，祖父和祖母会感到非常舒心。祖辈和孙辈可以完全不偏不倚、大大方方地爱护彼此，这是因为他们之间不存在权利和重大的义务关系，也不像父母和子女之间有那么多情感负担。祖父母往往不需要培养孩子，也不用说"不"或为了将来牺牲现在。反过来，孙辈也会喜爱他们，欢喜地在祖辈的庇护之下躲避父母立下的规矩。

几百年来，家庭结构和生活方式发生了明显的变化。在现代社会，我们看到了多种家庭形式，如离异、再婚和其他分离和组合的家庭。我知道在一个组合家庭中，有一个小孩有七位在世的祖母。这种情况的积极方面是，如今的老人在情感方面常常能与许多不同的人交流，一生都能继续与他人建立起深厚的关系。"家人"的含义可以远远超越严格的血缘关系。

在许多情况下，早在人类有历史之前，大家庭就已经存在。但是科技给我们带来了无数即时通信的方式，让远在日本的祖母能够通过视频科技的魔法见证自己身在波士顿的孙子于客厅地板上迈出人生的第一步。即便我们在很远的地方，心理和情感的贴近依然支撑并深化着这些弥足珍贵的代际关系。

性活力的作用

人即使到了晚年也能得到来自爱侣的情感、精神支持，获得极大的乐趣。在变老的过程中，若要学习管理自己的情绪，认识到性活力的本质和力量是很重要的。我们看一个人，可能会最先注意到对方的性别。我们生命的这一部分常常会影响到我们做的大部分事情，尤其是娱乐。在体育或其他活动中，我们渴望出类拔萃、受人瞩目可能只是我们自身性别身份使然，而不是单纯觉得有趣或为了让自己的身体和心理变得健康。若我们企图以别的动机来解释自己的参与动机，那很可能是在自欺欺人。不过，若把性活力用来达到适当的目的（如用于一段幸福的共同关系），非但不是自欺欺人，而且可能带来巨大的启发。

性活力比其他动机、激情和能量更加强烈和快速。在正常情况下，我们无法摧毁性活力——只有疾病才能产生这样的效果，并且性活力通常会找到一种表达方式。不管是从事锻炼还是娱乐休闲，我们可能愈发希望创纪录、创个人最佳成绩，竞争意识变得强烈；在思维和沟通方面，我们会变得更加挑剔、好斗、爱争论；在面对他人的时候，可能会表现出报复心、嫉妒心或残酷。我们要做的不是压制性活力，而是认识它的力量和潜能。

恋爱关系

丧偶和离异让许多老年人失去了爱侣，这会影响他们的性意识。爱侣的缺失对女性的影响尤大，因为她们的寿命更长，这不仅增加了其丧偶的可能性，而且也降低了合适男性的数量。此外，开始一段新的恋情会滋生复杂的情感，如负疚或不忠诚。新伴侣会喜欢我吗？我那衰老的身体会令我难为情吗？我能达到兴奋点并完成性行为吗？上一次性接触已经是数月（或数年）前的事了，我该怎么做？

一些老年夫妇能数十年如一日地保持恩爱。其中关键的一点是，这些伴侣认识到自己会随时间的推移变得更好，而且他们承认也欣然接受变化。分歧依然有，但可以开诚布公地讨论，毫无怨气和敌意。感情好的夫妇还意识到，生理变化愈发脆弱以及可能无法自理亦是衰老的表现。然而，这一认识并不一定滋生焦虑感，它亦可成为信任和支持的基础。尽管如此，照顾体衰的伴侣还是人生最艰难的事情之一。若是一段维系很久的关系在后期产生了矛盾，这可能是一方出现了认知损害的信号。早期的症状有嫉妒、疑心和不忠的错觉。鉴于本书篇幅，无法详细讨论这一话题，但最基本的要点就是关爱你自己，多接触你的家人、朋友、主治医生和其他咨询师。

第 15 章

特定的情感及其管理方式

除非还有人像你这样在意太多，不然一切都不会变好。不会的。

——苏斯博士，《罗拉克斯》(*The Lorax*)

我们所要决定的，不过是该怎样使用有生之年罢了。

——J.R.R. 托尔金 (J.R.R.Tolkien)，

《魔戒同盟》(*The Fellowship of the Ring*)

位切诺基族酋长和他的长子坐在火堆前。儿子问道："你希望我记住哪些知识？"酋长回答："你要好好记住，我们每个人的内心都有两匹狼，它们彼此一直在交战。一匹狼代表邪恶，企图让愤怒、贪婪、沮丧、妒忌、敌意和悲伤占据我们的内心。另一匹狼则是善良的，让我们的心理充满爱、同情、善良、大度、耐心、自律和克制。"儿子静静地坐了良久，思考后问道："最后哪头狼斗赢了？""你喂养的那头赢了。"这位酋长回答。

情感是我们"操作系统"不可分割的一部分。我们不能否认它们，因此，我们必须对其进行改造、监督、管理和控制。我们不能自动管理自己的情感；它只能是小心斗争的结果。管理情绪需要一些美德：诚实、耐心、自律和克制。搭建框架，如本书关于马匹、马车、车夫和车主的寓言故事，也有助于看透这些障碍。

我们同时生活在两个世界：充满思想和情感的个人的内心世

界，身体这一外在生理世界和我们所处的社会。挑战在于在两个世界之间找到和谐关系。我们得遵循恰当的社会礼仪，但绝不能让社会来决定自己的思维和生活方式。

当思维的工作被未经引导的情感掌控时就会产生问题。若是情感主导了思维，在需要冷静、客观或思考的时候，我们却可能代入冲动、亢奋、速度和急切的情感。在无效情感的作用下，我们的精力会越来越差。而管理得当的情感和思维则紧密交织在一起，也是达到新知识、新理解和个人和谐的关键。阿基米德在解决难题（他的难题是国王的皇冠是否由纯金制成）时发出的感叹"有了"就表达了得到新知识的情感反应。

有时候，约束自己的情感会令人感到不适，这是因为内心活动频繁的人无法保持长久的平静。总不能使用软黄油块来磨刀。意识到情感控制的必要性之后，我们就可以启动意识的成长，开始协调自身的机械反射性反应。在我们的寓言中，这是将车夫带出小酒馆去为旅途备好车马的关键步骤。

童年的我学会了永不说谎的道理。撇开一切宗教和道德观念不谈，还有一个非常实际的理由：假如你一贯诚实，你需要记住的东西就会少得多，因为你不需要一直自相矛盾。后来的我还明白了，诚实的人因为有能力直面事实而变得强大，即便这样做可能并不讨喜。我们必须努力做到对自己和自我认知绝对诚实，只有这样才能真正地获得自由。

■　应对忧虑、焦虑、恐惧和不足之感

尽管忧虑、焦虑、恐惧和不足之感这些情感苦恼在人生的各个阶段皆常见，但往往进入晚年会出现得更频繁，表现得更严重。忧虑是永无止境的"如果"，它纠缠着我们，有可能带来灾难性后果，拖累我们丧失认清当前和实际情况的能力。"万一飞机失事怎么办？""假如我的公司破产怎么办？""如果我的孩子生病了怎么办？"

理解忧虑和关心之间的细微差异有利于照亮你的内心生活，助你管理好自己的情绪。忧虑尤以"自我"为中心。忧虑是我们没由头地想对某件事承担个人责任的情感。我们忧虑不受自己控制的事情，如天气，以及超出自己把控能力的事情。关心则更为外显，并且是建立在也许有能力把控的某一现实之上的。譬如，你可以在不焦虑、不失眠的前提下关心他人。你可以出于关心而尽全力紧紧抓住每一个机会。在陷入忧虑的旋涡时，你必须学会信任自己。找到将忧虑转化为关心的方式，这样你的行动会更有效；对于不可控的事情，就学会放下。

焦虑和恐惧亦是需要提防的情绪。焦虑是因为你不确定自己能把控未来。它不同于恐惧，因为它不是对某一当下（感知到的或事实存在的）外部威胁或危险的反应。恐惧可能表现为不安，而百无聊赖也会滋生恐惧。能够消除恐惧的事物亦是焦虑的克星。真正的无畏不是消除恐惧，而是接受并超越它。谦逊、同理心和悲悯令人无畏。若能不抗拒、不扭捏地敞开心扉去面对世界

并坦诚待人，就能做到无畏。在满怀悲悯的时候，我们或因为个人利益或出于人性打开心扉——这是在表达无形的爱。懦弱的本质是不承认恐惧的事实。

不足之感的根源在于害怕自己无法应对这个世界的要求。清醒地面对自己所处的实际情况有益于培养无畏之感，为恰当地应对外面的世界做好准备。这种均衡的意识取决于你对现实的所见所闻、所触所感。请体会这一题为《无所畏惧》（*Without Fear*）的禅宗故事：

在日本内战时期，侵略军队会迅速扫荡并占领城镇。在一个山村里，所有人都赶在侵略军到达之前逃走了——除了一位禅师。出于对这位老家伙的好奇，将军去了寺庙，他想亲自看看这位禅师究竟是何人。

由于没有看到他习以为常的低眉顺眼，这位将军勃然大怒。"蠢材，"他大喝一声并伸手拿剑，"难道你不知道你眼前的这个人连眼睛都不用眨就能刺穿你！"但是，面对这样的威胁，禅师不为所动。"那你知不知道，"禅师平静地回答，"站在你面前的这个人就算被你刺穿也不会眨一下眼睛？"

如果你的意识和身体达到平衡，相处和谐，那么你就用不着疑虑了。你所得到的是一种温和之感，它源自于诚实而谦逊的自我信赖。

人都有害怕寂静的倾向。想想现代生活的娱乐消遣：给朋友发短消息，打开电视机，或带上耳机听歌。我们喜欢谈天说地或逃避安静，有时是因为自己不愿意看到或对自己承认某件事的存在，这些消遣能暂时帮我们避免一些情绪。这种倾向其实具有普世性。来看看这则名为《寂静之声》（*Sounds of Silence*）的禅宗故事，其中每位僧人打破沉默的理由都不同：

四位僧人决定冥想，禁言两周。第一天夜幕降临的时候，蜡烛开始忽明忽暗，最后熄灭了。第一个僧人说："哎呀！蜡烛灭了。"第二个僧人说："我们是不是该讲话了？"第三个僧人说："你们俩为什么要开口说话？"第四个僧人笑道："哈哈！只有我没说话！"

自在地面对寂静有助于培养活在自己内心的能力。正是在这种寂静状态下我们才能够找到真理，克服恐惧。

■ 应对压力

压力很难界定，不过如果有压力，我们自然会知道。它是一种在困境中我们的应对能力达到极限的感觉。我们觉得被情势所威胁，怀疑自己是否有能力成功地应对。这种压力可能来自生理、心理或社会。严重压力的最终结果是精疲力竭。精疲力竭会产生幻灭感从而损害我们的心智，导致我们越来越愤世嫉俗，充满负面情绪。

我们的身体能够通过"战或逃"的应对程序处理当下的紧张情形。肾上腺分泌肾上腺素和皮质醇，它们是压力的化学信使。甲状腺会加速新陈代谢，以提供更多的能量来完成战斗或逃跑。若预期会碰到困难，在大脑深处，下丘脑便会释放出内啡肽这种天然镇痛剂。血液从胃肠道转移到肌肉，使我们所有的知觉都严阵以待。

短期内这些应对可以挽救生命，这取决于威胁是何种性质。不过慢性压力对健康则具有毁灭性。过多的肾上腺素和皮质醇会降低人体免疫系统对感染、恶性肿瘤和疾病的抵抗功能。过多的甲状腺激素会导致失眠和体重减轻，令人感到紧张和情绪不稳定。内啡肽的衰竭会加剧风湿性疾病和疼痛。

缓解压力的关键是直接面对以及形成一种处理方法。否认压力或尝试回避最终只会产生反效果，使之放大。处理压力问题的最佳方式要因情况而定。如果你对自己的处境还有些掌控能力，那么你可以通过有效的时间管理、与合得来的人互动以及为自己的职业或休闲活动创建个人目标清单或游戏计划来积极减轻压力。但是，假如你对此情形无能为力，那么最好努力调整自己应对紧张情形的方式。态度非常关键，在处理压力时，乐观比愤世嫉俗重要得多。对我而言，有一个放之四海而皆准的原则是，挫折等于期望除以现实。倘若你无法改变现实，那就得调整期望。

记住，优雅老去还有四个秘诀能提升你有效处理压力的能力：认清现实，锻炼身体，激发思维和养精蓄锐。一般的健康行为亦有益处：饮食健康、拒绝吸烟、充分休息、度假、关注身体健康、饲养宠物以及每天保持欢笑。先行的压力管理技巧包括经常锻炼、多与人交往、冥想、自我催眠以及通过记住开心的过往来使用正面意象。如你所见，你可以使用大量技巧来缓解压力。

对身体活动而言，最重要（也最困难）的是找到适合自己的方式
并持之以恒。

■ 控制怒气和挑衅

　　　　　　和平年代最彰显男儿本色的，

　　　　　　莫过于谦逊守礼；

　　　　　　然而当战争雷霆充斥双耳，

　　　　　　何不模仿猛虎发威：

　　　　　　强健肌肉，血气贲张，

　　　　　　以怒容满面来掩藏文雅的本性，

　　　　　　再借用凌厉的眼色；

　　　　　　……

　　　　　　请咬紧牙关，张开鼻孔，

　　　　　　努力屏住呼吸，让每一根神经

　　　　　　达到最兴奋状态！坚持，坚持，最高贵的英国人。

　　　　　　——《亨利五世》（Henry Ⅴ），第三场，第一幕

　　愠怒是不幸的同义词。佛家有言："发怒如同手持烧红的煤
炭欲迎击他人；烧到的却是自己。"从沮丧到盛怒都属愠怒，它
常常意味着期望或需求没有得到满足。愠怒常伴生着害人或报复
之念。正如我之前所述，这就如同在州际公路上开车，一只脚猛
踩油门，另一只脚却踩在刹车上。你可能已经接近速度的极限，
但事情却朝着相反的方向发展。怒气若不抒发，可能会郁积于

内，导致高血压、睡眠障碍、心脏病等生理问题，以及被动攻击倾向和抑郁等心理问题。

传说两位僧人结伴走过一条泥泞之路。路上下起了大雨。拐弯时，他们遇到了一位身着丝质和服、系着腰带的俏丽女孩受阻于岔路口。"过来吧，姑娘。"第一位僧人说。他用双手抱起女孩趟过了泥巴路。另一位僧人不再言语，天黑后，他们到达一间落脚的寺庙，这时候他再也无法克制自己："我们身为僧人不能接近女子，"他说，"那很危险。你为什么要那样做？""我已经把女孩放在那儿了，"第一位僧人说道，"难道你还没放下她吗？"

在处理愠怒时，我们通常的选择不外乎发泄怒气或转移注意力，把精力放到别的事情上。如果我们能坚定自信而又不失礼貌地据实表达出自己的愠怒，消极能量就会消散。还有一种方法是：面对惹人生气的诱因，换一种应对方式。由于怒气是一种情感宣泄，我们需要重组自己的需求，将其转化为审慎而周到的应对方式，而非毁灭性的反应。马克·吐温在《傻瓜威尔逊》（*Pudd'nhead Wilson*）中写道："生气的时候，数到四。非常生气的时候，那就咒骂吧。"缓缓地做几下深呼吸，使用安抚性意象或词语也是有益的。这样做的目的就是不让行为被消极情绪左右。

耐心是愠怒的又一剂解药。再回到挫折等于期望除以现实这一公式，我们可以认识到，我们的大部分情感问题和负面情绪都是因为我们没有能力接受现实。换言之，我们的期望永远无法完全实现，我们需要以建设性的方式来面对这些失望。耐受力是全然并坦然接受一切的能力。具有传奇色彩的加州大学洛杉矶分校的篮球教练约翰·伍登（John Wooden）指出："做事力争完美的人会得到最好的结果。"大部分问题都在你的头脑里，培养耐心和耐受力则开启了通向理解和悲悯心的大门。正如18世纪佛学家寂天在《入菩萨行论》（亦作《从事菩萨道》）中说道：

> 若事情尚可补救，
> 何必自苦？
> 若回天无力，
> 更无自苦之理。

这种方法并不意味着懦弱或消极不作为。它的意思是要我们清醒地处理可以补救的事情，而不是盲目地被一系列失控的情绪牵着鼻子走。

■ 理解自尊心和虚荣心

成功人士和聪明人常常心怀志向，渴望被认同。尽管这些对人类生产力起着巨大的推动作用，但在情感上，对于那些坚信自己工作价值并将之同个人价值联系在一起的老年人，它们亦是一把"双刃剑"。由于意识到自己时日不多，他们可能会为自己失去潜力而陷入焦虑，导致情绪状态消极。另外，丧失了兴趣、好奇心或情感的老年人会不得志，并且易产生同不得志相似的虚荣心。虚荣的人更在乎自己的名声，而不是自己未来的职业之路。

自尊给人以满足感。一个人因取得成就并惠及他人而感到骄傲，只要这份骄傲里不掺杂虚荣，就能丰富其晚年生活。但是，若是有虚荣的成分在，或自以为了不起（从某种意义上是一种自以为无所不能的幻觉），那么骄傲就会让我们失掉谦逊这一赋予我们亲切感、让我们理解他人的态度，而这种态度却是正直的精髓。

虚荣总需有观众存在。它为我们塑造虚假的性格特征（自我塑造的模样），令我们试图自圆其说，歌之颂之。虚荣的初始症状是蒙蔽双眼，虚荣却不自知。另一个症状是，对别人的虚荣心更为敏感，造成自以为谦逊的错觉。我们同别人讲的话、过度的行为和活动大都受它怂恿。对某些人而言，他们眼里的慷慨可能只是一种给予的虚荣心，因为真正的慷慨并不期盼任何形式的回报，包括认可。

引发骄傲和虚荣的原因有许多。人看到自己所拥有的财富往往洋洋自得。有人因为过人的外表或家庭关系而瞧不起别人。过于依靠美貌的人常常会在青春渐老之时面临衰老危机。宗教信仰会导致钦佩、赞美和备受尊重之感，但若听之任之，这种自满会发展成居高自傲，自以为天之骄子。

虚荣心和自尊心之间有何相互作用？虚荣在意外表，而自尊则反映现实。亚里士多德用人品这一价值尺度来衡量二者。假如一个人人品贵重，那么自尊就是得体的；但若是人品低劣的人行为骄纵，则归为虚荣。例如，在接受奉承时，我们会因为自尊心而感到尴尬，但虚荣心却得到了满足。虚荣心可能来自我们做了什么（或拥有什么），而自尊则是对自己的认可。

当虚荣心受到打击时，我们就会发怒，而且往往更多的是感觉受到冒犯而非受伤。一篇名为《唯我》（*Egotism*）的禅宗故事阐明了这个道理。

中国唐朝有一位宰相，他凭借政治才干和军事领导才能而被尊为民族英雄。但是，尽管有了这样的名声、权力和财富，他却把自己看成是一名虔诚的佛教徒。他很尊敬一位禅师，常常拜访他，并且以他为师，他们的关系似乎非常融洽。显然，宰相的身份并没有影响二人的关系——一个是受人尊敬的老师，一个则是恭顺的学生。在一次平常的拜访中，宰相向禅师问道："禅师，佛家如何解释唯我？"禅师顿生愠色，用极为高傲无礼的语气驳回："何以有此蠢话！？"宰相未料想会得到这样一个回答，亦生了愠怒之态。禅师却笑道："大人，这便是唯我。"

自尊心受挫会给我们带来深重的内伤，同时亦会激发起自我保护的本能。外在的骄傲会成为虚荣的同伴，而埋在心底的骄傲则会导致羞愧。虚荣所涉及的是人生中较为短暂的东西，而骄傲似乎属于永恒的内心，是一个人内在机制的一部分。骄傲往往不容许被懒惰所累，虚荣则常常选择既能偷懒而又能保住面子的方法。

每个人骄傲和虚荣的方式各有不同，我们必须自己多加观察。这种内心的自省既有助于自我情绪管理和意识发展，又有益于我们理解这些内心过程之间细微的相互作用。

■ 博取关注

在人类的相互作用中，关注似乎一直是一个存在因素。你能想出完全不涉及博取和给予关注的人际互动吗？人自婴儿时期便开始希望得到关注，因为这关系到喂养、安慰和保护。这种原始的欲望通常贯穿一生，并且不是仅仅得到满足便罢。关注的焦点可以是一个人、一件物品或一个观念。对关注的渴求时起时落，满足它的可以是友好热情的关注，也可以是有敌意、令人不悦的关注。追随权威人物的人往往不是想寻求该权威人物（或其他人）的关注，就是在表达关注他人的欲望。倘若一个人出人意料地改变见解或态度，这可能意味着关注的来源发生了变化。当一个人痴迷于关注时，他／她极易受到关注来源的影响和操控。情绪激动能博得更多关注，但也可以为灌输或利用拉开序幕。

在情绪管理和个人成长方面，很重要的一点是认清自身对关注的寻求。对于寻求关注的动机，你也许当局者迷，因此，你需要自我观察。假如你通过表面上的慷慨、伪装的谦逊或自我贬低就博得了满意的关注，那么结果就是轻贱了自己，还降低了其余有益的内心活动能力。关注度过多或过少都是坏事，因为它对个人成长而言是无用的。另外，学习审视自己求关注的欲望并加以控制是可能的（也是有用的）。这种学习需要真诚、谦虚、努力、自律和常识。

■ 应对对抗

同操纵和胁迫一样，对抗也是一种不合情理的情境。它虽然偶尔会发生，但不应该成为常事。如果你经常经历对抗，那么你就需要后退几步，先假定自己有错，抽离出来重新审视该情况。仔细审视你的态度、感受、想法、动机和条件作用，找出是什么浪费了你的精力。这倒不一定是出于愧疚，承认你自己错了。只是留出一种可能性，你或许表现出了懒惰的思想、贪婪、傲慢或其他的过失或弱点。我们有时候太努力地推动事情的进展，才导致自己要面对与承受过度的紧张和巨大的压力。

打个比方，假如你想发表批评意见，关键的第一步就是审视对抗的初衷，究竟是一个不可示人的自私动机，还是为了事情得到一个更好的结果而诚实客观地做出了积极有效的尝试？记住墨菲定律的其中一条：如果存在干蠢事的可能性，就会有人在最不合时宜的时候这样做。走入死胡同的时候，保持心平气和，客观而尽量温和地观察自己的处境。试着搞清楚当下的情况并重构你的初衷。

■ 实现和谐

和谐意指对其他事物的适应性、有效性和帮助。和谐是一种公平的理解，不可强求，它还会给他人带去更多的和谐。困惑的心、紧张和挫败都是不和谐因素，但是，也可以通过它们来努力修复和谐。例如，在睡眠时间，一首催眠曲就可以使受惊的孩子平静下来。

和谐在独立判断、客观、清晰和移除层层先决条件等内心活动的配合下发挥作用。和谐逐渐进入我们的意识，若内心和谐，我们可以意识到和谐的共鸣，也可感受到它离开时那紧张的失和感。和谐是内心发展必不可少的部分。

内心的和谐状态唯有通过实现意图来达到。明确自己的意图，然后钻研实现和谐的方式。假如意图、时机和处境都恰当，就会有必要的精力来达到和谐。不过，这种意图必须具体化，不可语焉不详地说："我想快乐。"

只有当事人才能感觉到和谐的影响，它并不是一件博取关注的事情。意图就是其中起作用的关键。如果你很清楚自己的打算且能够应对，那么它就能转化为实际行动。如果你没有清晰的打算，那么就需当心，因为充斥着许多未经验证的假设的想象力会乘虚而入，从而没由来地滋生自以为是、以自我为中心的不和谐。

运用并践行和谐的意图是一个非常谨慎、深思熟虑的决定。不是一切事情都需要和谐，你也不应该给事情强行扣上虚假的和谐。和谐的建立跟学习放松相似：不可强求。你无法同万物达成和谐，因为你可能会缺少必要的知识和能力。

■ 培养同理心

同理心是指在情感上与他人感同身受，并从他们的角度看世界。就像美国印第安人说的，穿着别人的"莫卡辛鞋"①走一百公里。同理心是优雅老去的重要组成部分。我们所有人几乎每天都有缺乏同理心的经历，因为我们同冷冰冰的公事打交道，把公事

---

① 北美印第安人穿的无跟软皮鞋。——译者注

的经济考虑置于自己的需求之前。就连医院也并非一直都具备同理心，而我们的医疗系统也只是刚刚开始意识到同理心对于医疗质量的极端重要性。大多数人在进医院后被问到的第一个问题都与支付和保险状况有关，而不是他们身患何疾。

走入另一个人内心这一将心比心的旅程其实是一个无声的过程。它通过他人的面部表情和举止来识别其情绪状态。在过去40年间，心理学家保罗·艾克曼（Paul Ekman）在几项研究中表明，面部表情具有普适性，并不是由文化决定的。例如，他向不同文化背景的巴西人、日本人以及新几内亚高地那些接触不到电视的部落成员展示了各种情绪状态下的面部表情照片，如愠怒和惊讶，结果发现他们对这些表情都解读出了同样的情绪。

你越了解自己的情绪，就越容易对别人产生同理心。通过自我观察，你能关注那些使你产生情绪变化的事物，这能帮助你理解别人的感受。如果你身处饭店或咖啡馆这样能听到旁人交谈的地方，设身处地地想象这些参与者的生活。他们多大年纪？长什么模样？衣着风格和颜色如何？然后在恰当的时刻转过身，看该人是否符合你的想象。尽管这更像描述性的练习，情感性较弱，却有助于培养你的觉察力和同理心。增强同理心的另一技巧是在阅读纪实作品之余读读小说，这样做使你能更加留意他人及其情感状态。戴尔·卡耐基的经典作品《人性的弱点》（*How to Win Friends and Influence People*）中有许多有用的建议。此外，还应该努力与不同类型的人互动。这样做可以拓宽你的视野，让你多方位地看待事物。

同理心的对立面是冷漠以及因过于自私而不考虑他人的需求。我们都需要提升关心别人的能力。通过不求回报或认可的小小善举，我们能获得重要的同理心，而我们的人生境界也会因此更加开阔。

■ 从大局出发

情绪状态是你身体的一部分，同你的营养状况、睡眠安稳程度以及激发思维的程度联系在一起。倘若不顾及这些身心需求，你就无法成功地管理自己的情绪或维持和谐的生活。你是否注意到经历失眠熬夜后的你脾气急躁了许多？在又饿又累的情况下，你是否很难为他人提供情感支持？无论你的主要困难是对未来感到焦虑，对迫在眉睫的威胁心怀恐惧，担心自己掌控不了的事情，缺乏自尊，不知足，生自己或别人的气，还是感到紧张或其他情感压力，最重要的都是采取从大局出发的方法来确立个人发展的目标。这不仅意味着培养自知之明、从内心接受和谐和同理心，还可保证你的身心处于能够维持这一内心活动的状态。筋疲力尽的身体、长期的失眠或停滞不前的思维都不适宜支撑必要的情绪活动。牢记其余四个秘诀，你就能成功地管理好自己的情绪。

我们必须孤独，完全的孤独才能找到内在的自我。这是一种痛苦的煎熬。但是，之后我们不会再感到孤独，也不再是孤身一人，这是因为，我们发现内在的自我就是灵魂，就是上帝，是我们不可分割的一部分。我们会突然意识到自己置身于尘世中，却不受花花世界的干扰，因为内在的自我知道我们只是万物的一分子。

　　　　　　　　　　　　　　　——赫尔曼·黑塞（Herman Hesse）

　　像濒死的人一样生活；像永生的人一样求学。

　　　　　　　　　　　　　　　　　　　　　　——圣雄甘地

滋养精神

　　滋养精神是优雅老去的第五个方面，也是最容易被忽略一个。只有完全领会生命最后阶段（必然以死亡告终的阶段）的意义和社会重要性，你才能形成全新的衰老观。领略晚年是指理解人生的很多意义来自于其有限性。死亡就是最终界限；正是这一不可回避的结局赋予生命如此强大的力量和潜能。有限的生命中存在无限的可能性，就像我们的 26 个字母、12 音程以及四对基本 DNA 的组合一样。生命从来不是静止的，即便到了晚年，我们仍然处于成长这一持续的过程之中。人生的最后几十年丰富多彩，成长和变化依旧在继续，这已得到老年医学最新研究的证实。如同一座历经数百年的修建、重建和装修的大教堂，我们的性格在岁月的沧桑中也变得更为复杂，富于层次，躯体也变得更加特别。

成熟需要情绪的稳定，要学会放手。对于许多人来说，生命的最后阶段有赖于强大的社会支持，无论是在日常开销、医疗的经济支持还是情感支持方面。这种支持可以来自家人或最珍惜的人，也可以来自整个社会。但是，常见的情形是，我们的文化并没有为老年人提供充分的支持。美国重视年轻人的另一面是我们与死亡相隔绝。远离濒临死亡的人，我们感到更自在。我们的社会迫切需要重新解读死亡，重新解读各年龄段的人在支持老年人群体方面起到的作用。

我们活着的每一刻都宝贵，每一刻都没有重新来过的可能。认识到这一点，你就能在人生最后的日子里做更多的事，并且做到持续成长，直至大限之日。要理解晚年的巨大精神潜力，关键在于继续追求生命的意义——如为了个体、群体或事业，从事社会、政治、思维或创造性工作。另外，缺少目标会导致恐惧或抑郁。只要我们通过爱、友谊和同理心来珍视和改善他人的生活，我们的生命就有意义。

同一切生物一样，我们的宿命也是日渐老去、最终死亡。既然知道自己的生命有限，我们就要充分利用人生，继续积极参与自己的生命、参与我们的社会，直至最后一刻。

第 16 章

谁会在乎

如果我 64 岁，你还需要我，还会喂我吃喝吗？

——保罗·麦卡特尼（Paul McCartney）

人类亘古不变的一个需求是，若夜深了你还没回家，还有人关心你身在何处。

——玛格丽特·米德

在死亡前，通常是人生大限将至的时候，我们中的大多数连基本日常活动都需要他人帮助。还有人需要经济支持，而所有人都需要情感支持。该如何提供这些支持？对许多人而言，考虑这个问题会引发极度的不安，甚至超过了对死亡的恐惧，这个问题就是：担心生活不能自理。

许多人退休后的日子比童年和青春期加起来还长；还有人退休的时间甚至超过了工龄。人到中年，许多人都在同岁月做斗争，甚至花几十年来忧心自己的父母（以及他们这一代人）在年老力衰时会得到怎样的支持和对待。在年纪更大的时候，逐渐消失的是我们自己的独立性、我们的伴侣和朋友。

生活无法自理的对立面是自力更生，你就是自己行为准则的制定者。它令你感受到你有能力为自己立规矩：早晨什么时候起床，早餐吃什么以及如何支配时间。你要面对的终极问题是，面对难免一死、身体很可能虚弱的命运，该如何最大程度地自力更生？这问题的答案是，作为家庭和社会的个体，我们必须拥有重要的选择，减少隔绝，允许人们保留个人价值和身份。通过致力于达成这些目标，我们能够创造出人人都能在晚年继续为社会出力、寻求个人成就感、滋养精神的社会环境。

如果太早出现由衰老引起的衰退现象，变化太快、太痛苦，或老年人没有得到充分的支持，那么社会是具有一定责任的。老龄问题是在考验社会——从许多方面来说，它都反映出社会对生命的重视程度。社会能为需要照顾的人做到什么程度，又愿意付出怎样的代价？衰老的发生总是以社会为背景，必须提高老年人当下的社会地位，以便在多元文化背景下使人们都能得到高质量的照顾。最重要的是，我们应该认识到**必须把老年人当普通人看**，并且在社会政策的人文价值中反映出这一使命。如前几章所述，老年人并不是"其他"边缘群体，他们是未来的我们。如果社会无法照顾老年人，受罪的就是我们每一个人。

■ 长期护理：反思破碎的制度

自 20 世纪 70 年代中期以来，美国的长期护理床位一直都比急诊床位多。到了今天，国家老年人医疗保险制度和医疗补助计划批准了 17000 个老年人长期寄居机构。这项事业为生命的最后阶段形成了全新的社会结构：相对封闭地生活在围墙后面。但这种社会结构是为另一个时代而建立的，彼时生命的最后转变期比如今短得多，变化幅度也小得多。若再依靠当前这一形式来进行长期护理，对老年人和社会都没有益处。

许多人都害怕进养老院，通常这种害怕都是很有道理的。提供贴身个人护理的往往是号称训练有素却并不专业的人员，他们的工资也少得可怜。养老院的员工流动率极高——每年全体员工大换血的情况多得是。尽管院方制定了很多规则（仅次于核电站），但护理的质量有时差强人意。间或组织的医疗拜访也只是浮于表面，于事无补。

除这些缺陷之外，生活在养老院的核心问题是与世隔绝，丧失了自己的自主权。你通常没什么私人空间，门不上锁，也无权选择跟谁一起居住。无论是吃饭、休息还是娱乐，你都必须遵守所在机构的日程安排。就算是在高端的护理社区，你依然没有决定权。打个比方，在一个半封闭性的退休社区中，如果发现有人倒下，独立生活的居民被要求不能拨打 911 报警，而是打电话给值班护士，由他 / 她来决定是否拨打 911。这样评价很心酸，但对于一些老年人而言，还不如犯下重罪给自己赢得坐牢的机会：至少在监狱还能把财产留给家人，一日三餐皆有保障，健康护理也会得到细心的监控，保险也得到全覆盖。

如今一些老年人的凄惨遭遇剥夺了他们过上舒服日子的机会，本不该至如此田地，他们没什么空间来锻炼身体、训练思维、管理情绪和滋养精神。这些境况让他们离优雅老去的目标越来越远。

■ 对"护理连续统一体"的现实观察

现代美国的一种援助哲学认为，如果我们把人送到服务最佳的地方，就会得到最高质量和最高效率的服务。例如，比起把设备搬到需要护理的人身边，直接去医院或诊所接受 CT 扫描的效率更高。由于医疗环境中有这些设备，治疗的情况也会得到更好的控制，质量和安全性也更高。不过，照搬这一原则对不能独立生活的个人进行日常护理，真的恰当有效吗？

"护理连续统一体"的理念其实是应用到老年人的护理之上的。在理论上，护理连续统一体代表了一系列社区支持的服务，由不同的地区政府管理，为需要额外援助的个人提供无缝连接的相关服务。一开始，人们可以独立生活，之后进入"扶养生活"制度，再后来，当他们越来越离不开人的时候就进入养老院。从理论上看来，这一理念可能挺合理，但在实践上却常常遗憾地暗暗加剧了老年人的依赖性，也并不必要地令其失去了自主性。对一些人来说，这种统一体其实就是进养老院的快速通道。

这种护理连续统一体的方式滋生出一种零散的、分区的保健服务系统，区域之间各自为政、界限分明。这实际对连续性的破坏相当严重，因为人在连续统一体的流程上颠簸前行。强行让独立生活的人接受辅助生活设施，之后又进入养老院在心理上是毁灭性的，因为他们的生活环境、交友圈以及护理的地点都发生了变化。这种理念还提倡人遵守统一体的标准和需求。在这种常常彼此抵触的领域中，人们的需求鲜少得到满足。

在护理连续统一体模式下，对于服务的定义掩盖了一个现实：其功能可能会侵犯人的隐私。就算有检查单，也不能侵犯上厕所、洗澡、性行为和饮食等隐私。此时，援助者成了个体私人空间的一部分。长期护理必定是贴身的个人护理。此外，有一种狭隘而刻板的服务方式，把洗澡或上厕所视为其**目标**，而生活并非只是这些程式化的需求。结果，在实践中，护理连续统一体常常变成践踏自主性的例子——行凶者要么是家人，要么是善意的专家，这些专家执意要行使一个"制度"，而这个"制度"要满足几十或几百个人的需求。

在美国，护理连续统一体和衰老连续统一体已经出现了矛盾。美国当前的医保制度越来越无法适应其人口的需求，尤其是在慢性疾病和长期护理方面。养老院的护理通常谈不上质量，却耗用了巨额的公共资金，而且金额还是越来越大的趋势。不满的情绪很明显，却看不到改革的影子。为什么会这样？不愿面对现实超过了简单的否认。长期护理的失败反映出社会普遍认为无计可施。在这种观念下，养老院永远也无法摆脱这种强烈的负面形象：又臭又脏又讨厌。

只有当相信社会老年成员值得护理的时候，我们才会为高品质的护理花钱。我们更愿意在花哨的高科技医疗手段上一掷千金，尽管事实证明这些东西往往并不能带来什么真正的益处。在长期护理的形象得到改善之前，不会有人提倡给予这个行业更多的空间去试验护理的新形式，尽管这种需求十分迫切。然而，这是一个先有鸡还是先有蛋的问题，因为如果不革新，养老院护理的形象（我们希望能改善）不大可能改变。

改变长期护理的一个关键点在于改变我们的观念：生活在长期护理机构的人是否会注意或在意自己的处境得到改善——他们

当然会！当前这些被遗忘的病人正是最大的受益者。良好的护理会大大改变现状。我们需要彻底的改变，但小幅调整也有好处。在科学研究上有许多例子证明适度干预——如养植物或养宠物——能极大地改善无法独立生活的人的健康状况和生活质量。

■ 思考新的方法

或许北欧国家应用了一种截然相反的方法，这种方法是把服务送到老年人的身边，而不是把老年人送到（数量众多、良莠不齐、价格昂贵的）护理机构去。在美国，社会和医疗护理还有很大的优化整合空间。如果食宿服务能够分开，那么家庭护理与机构护理的差异就不复存在。此外，由于慢性疾病久而久之会导致功能衰退，我们就必须重新定位自我，这样一来，我们的目标就会从令人困惑的治疗变成延迟功能衰退的速度。

该做些什么

我们必须摒弃护理连续统一体的理念，重新为日常活动需要帮助的人制定护理目标。我认为这些目标应当是：提供安全舒适的环境；最大程度地保留功能水平；维护个人自主性；生活品质最优化；优化医疗护理条件以及提供高品质的临终关怀。

如何达成这些目标？一个具体而迫切的需要在于强化医学的核心价值，增强老年医学领域。从历史角度来看，医学一直有一个核心价值是同理心和对他人的关爱。医疗制度若要做到这一点，就必须把患者的需求放在首位。但是，自 20 世纪 80 年代以来，同理心和关爱日益被市场价值所取代。当医疗系统的价值观同经济利益产生冲突的时候，医学的核心价值似乎岌岌可危。经济现实不能触底，但是常常有人顺手拿它做借口，大行以牺牲品质为代价来满足财富贪欲之道。医者和患者都清楚当下存在的这种冲突已伤害了医患之间的信任关系。

优秀的老年护理讲究耐心、诚实、同理心和关怀。不幸的是，临床医生每天都要面对管理的复杂性，达到提高"效益"的要求，还要面对阻碍及为病患提供最有效、最富同情心的护理的其他压力，因此，这种标准越来越难以达到。照顾年迈的病人需要时间。老年人表现出惊人的生理多样性，他们生病的情况也不同于年轻人。许多老年人身患多种慢性疾病，使用多种疗法。这些因素加剧了临床决策的复杂性和耗时性。另外，许多老年病人皆有活动能力、视力、听力受损的情况，常常需要家人和其他代行决策人参与临床护理的复杂讨论，这需要更多的时间和关注才能做出适当的诊断和相应的治疗。

我们必须修正医疗护理中各种各样决定经济"价值"的制度，以便更好地践行医学的核心价值。以经济利益为目的的临床服务，其相对价值以创造激励因素和抑制因素的方式强烈影响着服务的提供。当前这种制度更看重"高科技"而非"高科技个性化"。然而，提高诊断能力或提供最尖端的治疗技术并不总能与护理的改善划等号，尤其当患者是老年人的时候。治疗老年病的医生是收入最低的专科医生之一。

老年护理医学从业者的教育也需要加强。业内的多数医生，包括刚毕业的医学生，都没有接受过正式的老年病学培训。虽然尽职尽责的从业者在紧急情况中学到了些实用的老年病学知识，但医源性疾病（医疗护理的潜在负面结果，如药物交叉反应或副作用）对于老年人而言一直是巨大的威胁。老年医学加入继续教育体系非常关键，这能够弥补基本知识的不足，帮助临床医师进步，汲取新信息。我们正深入学习遗传学，了解衰老和慢性疾病、新医疗和外科手术技术、减轻疾病的升级方式以及迅速传播新信息的科技成果。

老年医学继续教育必须强调，人在衰老过程中会发生越来越多的生理变化，这些变化对当前临床实践中盛行的工作步骤、实践指南以及简化的决策流程是个挑战。由于在衰老的过程中，我们与同龄人愈发不同，所以，老年护理必须个性化，"一刀切"的医疗方法是行不通的。老年医学中的继续医学教育也是必要的，因为老年医学的临床视角同医疗服务人员在照顾成人与孩童时的视角完全不同。与人生的其他阶段不同，晚年是在与注定的死亡相抗衡。难逃一死，加上慢性疾病和残疾的负担，这对许多年迈的病人来说都意味着生命的质量比其长短更重要。因此，预防的目标必须从延长寿命转变为提升功能性和降低残疾影响。为老年人提供治疗的从业者必须承认这一根本区别，注重维持独立性和生命质量的策略。

要提高老年人护理的品质，我们还必须为养老院的员工，尤其是私人护理助手发展出现实而富有吸引力的职业晋升阶梯。我们要把教育、工龄同升职和薪资激励联系在一起。拥有护士、医师、药剂师、物理、职业和语言理疗师（以及许多其他学科）的跨学科团队并加以拓展。

养老院也要重新规定政策，允许更多的自主性，并且对成功的尝试进行奖励。我们必须创造出这样一个政策环境，积极采纳有用的革新。风险规避和罚款制度会妨碍这种行为。为**服务**（其价值和质量常常难以保证）而不是为**结果**买单强化了催生我们当前决策的正统说法。

同其他所有人生阶段一样，晚年对于个人发展至关重要。老年人是我们社会面貌的一部分，是社会结构的内聚力量。把人生的这个阶段边缘化会让我们的社会丧失这一命脉，并且否定老年个体活力这一长寿的特权。发生在 20 世纪的人口剧变要求我们在老年人的护理方面树立全新的道德规范。把今天的老年人边缘化就是在封印我们自己的命运。老年人必须被当做拥有未来的人一样对待，他们不是只有过往。

我可不是提出又一项由外行构成、纸上谈兵的政府项目。现有机构和政府项目已经占据了过多的社会资源。还是把我们的资源用到几代人同在的社区，在这种社区里，老年人与其他人一同生活，用自己的存在和多年的经验使旁人获益：了解他们、与他们一块生活、一同分担生活的困难。辞世也应该发生在我们自己的床上，周遭是我们熟悉的环境，心里怀揣着对拓展社区的满满谢意。我们的回忆应该是共同的回忆。这是一种更高层次的要求。

第 17 章

保持平静

记住，你只有一个灵魂；只能死一次；只能活一次……只要这样想，很多事情你都不会在意了。

——阿维拉的圣·特瑞莎（St.Teresa）

我不是怕死，我只是希望死亡降临的时候我不在场。

——伍迪·艾伦（Woody Allen）

第 17 章

死亡平静

死亡是超脱的必要条件，也是我们每个独立个体必然要付出的代价。随着意识的发展，我们意识到"我会死"；因此，衰老也就是通向必死宿命的平缓期。大部分人都需要几十年的成熟期来接受难免一死的事实。起初，你觉得自己还年轻，死亡离你还远。后来，对死亡的恐惧开始觉醒，心中突然涌起自我保护的本能，有时这种本能到后面会变成认命。想象临终的场景，孩童可能不知所措，但内心勇敢。少年憎恶死亡，但亦会为了某种高尚的理想而慷慨赴死。成年人通常不会思考死亡，因为他们"太忙"，但他们仍然会躲避危险，并且开始关注死亡。对老年人而言，死亡不是一种抽象的命运，它近在眼前。

其实，死亡的脚步并非紧跟着年龄走，它一直在你身边，躲也躲不掉，因为它不会在某个固定的时刻发生。"很快"这个词对于 80 岁和 70 岁的人一样模糊。意外死亡时有发生。据传奥森·威尔斯（Orson Welles）曾说："这就像小孩子得到了极好的玩具，却被打发上床睡觉一样。"

怕死乃常事，但它并不会颠覆对生命的热爱。有些命运还不如死亡，如严重的身体病痛以及与世隔绝。倘若人生只剩下痛苦，那么活着有时还不如死去。不过，日子过得舒服快乐的人也不必怕死。古罗马哲学家西塞罗认为，人没有理由怕死，因为黄泉路上无老少，而老年人还享受过生活的快乐。"啊，事实上，他比年轻人强多了，毕竟后者只能希望自己拥有过。一个是想长寿；一个是已经经历了长寿。"

■ 大自然中的死亡

我们有可能早逝，生命的尽头未必是衰老。我们真正该问的，不是为什么衰老，而是为什么活这样久。许多生物会在繁殖后很快死去。其死亡在细胞开始特化、生物体开始复杂化之时便出现了，比人类早得多。细胞必须经历老化和死亡，以便给其他细胞留出位置。对单细胞生物体而言，细胞分裂并不是真正的死亡。某些蠕虫在死亡的时候并不是所有细胞同时死亡，而是从代谢程度高的部位至代谢程度低的部位渐渐死亡。就像细胞之间逐渐传染一样。在较为高级的生物身上，不死的细胞对于该生物体并无益处。在现代术语里，我们把不死的细胞称为恶性细胞，癌细胞就逃脱了受基因控制的正常细胞老化。

死亡基因几乎已确定存在。许多细胞都包含促使细胞消化和死亡的酶。这于许多生物体都是正常情况，例如，当它发生的时候，蝌蚪的尾巴会脱落。在生命的这一过程中，我们甩掉了几百万个不需要的部分，身体逐渐被塑造成形。例如，为了让恒牙可以生长出来，我们抛弃了乳牙；在炎症消退时，刻意踢走了多余的白细胞。

在生活进化的过程中，某些物种因自身条件太差而无法生存在地球上。适应性差的物种很弱，死亡变成了进化中改变和进步的工具。适应不了的多细胞生物都走向了灭绝。有些物种以局部死亡达成进化，例如，树干中负责将树液上输下送的管道在死亡之后成了为树的其余部分运送生命之水的通道。毛虫在结茧后死亡，变成黏黏糊糊的一团，彻底死去。之后，这团东西重新变成了一个完全不同的生物体：一只蝴蝶。一再通过蜕皮来自我更新的蛇也是一个例子。同样，早期的神话和仪式也对人生阶段的转换进行了夸张。在希腊神话中，普赛克公主被宙斯赐予灵魂永生，化身为一只蝴蝶。似乎一切死亡都伴随着新生。

■　人类历史上的死亡

有一种理论贯通所有人类历史：死亡很神秘，它将我们从这个世界中剥离。显然，从一开始，人类就担心面对死亡，因为考古学家发掘了许多史前仪式葬礼遗迹。最古老的神话和宗教也尝试解读死亡。在神话故事中，死亡的主题通常不是毁灭的最后一幕，而是更为宏观的过程的一部分。这种观点见于印度教圣典《博伽梵歌》（约公元前 500—公元前 200），让湿婆神掌管死亡，她是死亡之神，不是破坏之神。公元前 1 世纪的罗马诗人、哲学家卢克莱修（Lucretius）在其诗作《物性论》（*De Rerum Natura*）中写道："死亡不是湮灭，它更像是剥离一切关联，使之重新组成新的组合。"

在许多文化里，死亡都是轮回的一部分。想想司掌农业丰饶的女神得墨忒耳的故事吧。得墨忒尔的独生女珀耳塞福涅被冥界的统治者冥王哈得斯秘密绑走，没人会告诉得墨忒尔，她的女儿身处死人的世界，她伤心过度，导致整个世界颗粒无收。宙斯明白他必须把人类从饥荒中拯救出来，便同冥王达成协议。珀耳塞福涅每年可以同母亲在地面重聚八个月，但余下四个月都得回到哈德斯身边。后来，每年珀耳塞福涅从冥界回到人间的时候，便土地肥沃，收成丰饶。两千年来，希腊的埃莱夫西斯秘仪中一再重演这一神话。每年 9 月和 10 月会举行持续 9 天的丰收庆典。除定期受到注目之外，神话常常把死亡视为生命升华的必要条件，无论是个人的复活还是子孙后代的上升之道。还有一种观点来自早期对于步入青春期的神话和仪式的关注，把死亡视为进入另一生存模式的仪式。罗马的斯多葛派哲学家小塞内卡（Seneca 公元前 4 年—公元 65 年）说道："任何人随时都可能丢掉生命——但没人能丢掉死亡。"

农业社会的扩展以全新的方式揭示出死亡于确保生命的必要意义。去年死去的花茎上开出新生的春花。为了保证丰收，举行血腥的献祭。其实，一切生命形式，植物、动物皆同。几千年来，许多传统都包含这一过程。在宗教或心理领域，它还被用来隐喻自我更新。大多数宗教和心理学的核心在于，为了前进和改变，过时的自我必须死亡。值得探讨的还有，正因为死亡不可避免，我们才追求卓越，认真而热情地生活，毕竟实现目标的时间太有限。佛教禅师山本玄峰认为："最大的谋杀莫过于浪费时间。"矛盾的是，死亡是改变和进步的工具，它于生命延续就有如山火之于森林。

否定死亡

纵观人类历史过程，我们看到了各种各样面对死亡的态度。有人对死亡怀有深入骨髓的恐惧；甚至还有人认为可以逃脱死亡。你也许会想，但凡有点理性，怎么会不承认死亡呢？其实，有许多思想和行为归结到底都是在无视或否定死亡。

在古希腊，伊壁鸠鲁（Eprcurus）曾说："死亡什么都不是，这是因为，只要我们还存在，死亡就没有与我们同在，而当死亡降临的时候，我们已经不存在了！"一切时代和国家的享乐主义者都否认死亡，从不严肃对待它。他们以另一种方式看待它，夸张地纵情吃喝玩乐，不计后果；以普罗米修斯式的态度藐视神灵，并且通过向必死论发难来否定死亡。"不要温顺地走入漫漫长夜，"威尔士诗人狄兰·托马斯（Dylan Thomas）写道："暮年亦当燃烧咆哮，奋起，奋起，奋起，抓住那即将熄灭的光。"在这种观点下，死亡不是生命周期自然固有的部分，却成了生命的大敌，成了一种难以容忍的恶意侮辱。人类应当不惜代价地与之展开无休止的斗争。

这种思想正是现代科技狂妄自大的根源，夸大科学和工业的未来，拒不适应生命悲哀的部分。对科技而言，死亡并不是一系列精神认识的谜团，它只是又一个需要解决的问题罢了。我们还能从中找到现代虚无主义的焦虑以及痛苦，这种痛苦源自人类对生活和理性的需求与一个把所见解释为无意义死亡的世界之间不可调和的矛盾。这种一切皆虚无的恐惧心理在很大程度上是现代科技时代的产物，困扰着许多 21 世纪的存在主义者。

回顾过去，人们为了逃脱死亡的审判所做的尝试很有意思。当庞塞·德莱昂（Ponce de León）于 1513 年发现佛罗里达的时候，他已经花了 3 年时间寻找青春泉。文艺复兴时期的欧洲炼金术士不断发现长生不老药。在埃及和南美地区，尸体被制作成木乃伊，似乎这些皮囊能以某种形式使生命得到延续一般。也许对抗死亡最为人所熟知的就是埃及的金字塔。它们是法老的墓，墓里的法老被制成木乃伊，还留有随身物品陪伴他们走未来的旅程。

显然，金字塔只有极为有权有势的人才享受得到。你得给自己挣些名气，留下点遗产，这样你绕过死亡的可能性要大得多。假如你有才华又够幸运，人们就会纪念你。不过，几千年来，这种纪念总归是一种危险的不朽，也许记住了不该纪念的事情。但不管怎样，希望被记住并留下痕迹几乎算得上世人皆同。

迎接死亡

与其试图否定死亡，不如迎接它。有数种文化、宗教和哲学都认为死去比活着受煎熬强。《旧约全书》的作者沉痛而悲观地迎接"死亡时刻"。类似的观点也见于佛教：佛教认为生命其实就是煎熬，且这种煎熬的本质就是欲望。唯有艰苦地修养心性，清除了欲望才能阻止生与死的无限循环，才能获得涅槃或永生。

有些文化推崇自杀。在古希腊、古罗马社会，自杀是可以接受的。有一些哲学家（德谟克利特）和政治家（雄辩家德摩斯梯尼）自杀离世，其中最卖力为自杀辩解的还是芝诺（Zeno）及希腊和罗马的斯多葛派哲学家。他们说的"活着并不是好事，活得好才是"到现代还不可思议地回荡着。很久之后，蒙田和18世纪启蒙思想家——法国的孟德斯鸠（Montesquieu）和英格兰的休谟（Hume）都认为自杀是一项正当的个人权利。到了今天，在许多区域，但主要是基督徒，他们一直都不认为自己拥有结束生命的权利。

接受死亡

如果你既不想否定死亡，也不愿意迎接它，那么你就拥有许多同伴。不过你还有别的选择：接受它。或许高贵而勇敢地面对死亡就是最后的尊严。在17世纪，英国桂冠诗人艾德蒙·沃勒（Edmund Waller）写道：

> 弱小却也坚强智慧，
> 离永恒的家园越来越近。
> 暮年之人同时看到两个世界，
> 他们就站在新世界的入口。

通常，对于你自己不明白且在你死后仍会存在的事情，你得认同了才更容易接受。几乎全世界的人都这样安慰自己：子女就是自己生命的延续。上帝承诺亚伯拉罕的不是他个人的永生，而是他的子孙的繁衍。有人把身份感从直系血亲扩大到自己的族群或文化甚至整个人类。我们已经明白，具有代表性的想象力活动和以文化创造的传承来战胜死亡如何逐渐成了人类的代名词。有的人不大认同其他个体，却认同他们生命所植根的文化价值观，如自由和正义，他们愿意为了这些赴死。这种态度并非全无问题。在现代社会，变化已经成为一种内化的常态，子女可能会令我们失望。另外，有时候，即将死去的人还企图通过最后的遗嘱条款从坟墓里控制下一代。

有的人通过认同宇宙的终极现实来接受死亡。这便是印度教和佛教古老传统的目标。这两种东方传统的真正问题都不是死亡，而是在这个充满假象和煎熬的世界上无休止地重生。印度教认为，变化无常和人类存在的二元性条件背后有着无条件的终极现实，他们通过这一现实来认识人的灵魂。我们真实的自我、我们的灵魂都是这一终极现实的一部分；因此，我们彼此联系在一起。梵语"tat tvam asi"被译为"那就是你"。对人类来说，你就是你的兄弟。认识到这一点就能使个体融入终极现实中。相反，佛教教义通过压制欲望来消灭个人灵魂，从而回归终极现实。有点类似的是现代非宗教科学家也接受死亡是融入终极现实——物理现实而非精神现实，通过分解为粒子，一个人的能量归于整个宇宙的奇妙潜能。

接受死亡的又一表现是广受信奉的灵魂不灭。秉持这一信仰的人往往也相信灵魂的命运是由生平所为决定的。假如你这一生没有好好生活，印度教和佛教认为你会重生为更低等的生物，基督教和伊斯兰教认为你会下地狱接受惩罚。这样一来，罪恶比死亡更可怕。

关于死后灵魂接受审判的信仰最早出现在公元前 3000 年的埃及，再次出现于伊朗境内是公元前 6 世纪和公元前 7 世纪的琐罗亚斯德时代。埃及的《死亡之书》提供了仪式指南和实用的说明以帮助逝者的灵魂找到通向天堂王国之路，就像通向极乐世界之路的希腊"俄尔甫斯"金箔（Orphic tablets）。受到希腊和埃及观念的影响，古代伊特鲁里亚墓穴里的壁画描绘了需要躲避的可怕折磨。琐罗亚斯德教的版本对后来的基督教观点产生了影响。在他们的观点中，给灵魂的指引与生平道德行为的关系越来越大，而不是死后的仪式。

对永生的信仰有一个巨大的安慰，它可能打开了与挚爱亲人重逢的大门。这种理念指向一个深刻的事实，即便是不相信人能永生的人，也知道善终与正派的生活分不开。希冀健康长寿就要遵守社会公序良俗，活得正派。

托尔斯泰在《伊凡·伊里奇之死》（*The Death of Ivan Ilych*）中塑造了一个生活精打细算，看着很正派的成功男性形象。当伊里奇患上癌症的时候，他经历了人间地狱。对于自己的病情，他时而怀疑，时而否定，既愤怒又绝望，但总是针对自己。他觉得身边充满了沉默、虚伪、麻木和无情算计的阴谋。人们对他避之唯恐不及，把他孤零零地抛弃，没有人告诉他真相。除一位佣人之外，无人同情或安慰他。他苦苦地思索为何自己为人正派却要忍受这样的恐惧。可是，回顾一生，伊里奇却搜寻不到多少幸福的回忆。悲叹当下的折磨之余，他思考自己的整个人生是不是都错了。他觉得自己一生都活在一个巨大而可怕的欺骗之中，这种认识在滋长。不对，他的人生不对，但是，何为正确的人生？这时候，他的儿子悄悄进来了，亲吻了他的手，伊里奇突然得到启示，觉得自己仍可以修正自己的人生。他生平第一次对自己的儿子和妻子产生了悲悯心。他决定死去，好让他们得到解脱。

虽然创作于一百多年前，但这个故事的意义经久不衰。它直面了一个问题：身体健康同良好生活之间的关系。它还是一个终极救赎的故事：伊凡·伊里奇牺牲了之前的狭隘自我，却在最后一刻得到了全新的理解，获得了重生。此外，这种全新理解的核心是悲悯心，也就是世界上大多数伟大宗教和哲学的一个终极人性价值。它还成功地刻画了濒死之人的心理，以及环绕他的孤独和虚假之感。谈论死亡可能一直都不容易，即使在希腊神话中，也无人告诉得墨忒耳，珀尔塞福涅身在死亡之境。

■ 社会环境的力量

社会环境强烈影响着我们同死亡的关系。当老年人在死亡时得到尊重，并且其所在的文化践行这一尊重的时候，他们就更能在人生最后的岁月里拥有强烈的自我价值和满足感。在一些社会中，由于贫穷，身体机能极度衰退，或求生欲被摧毁的遭遇，几乎每个人都能更坦然地接受死亡。在这种情况下，死亡对谁都不成其为问题。还有一些社会注重仪式并讲究寿终正寝。在传统的社会中，延续生命的意识盛行，这可能抵消了丧亲之痛，并且延续生命的这项工作落在了下一代的身上。

衰老的出现总是在很大程度上由社会地位决定。体力工作者衰老得比较早，这是其工作性质使然，并且他们的衰老速度也更快。身体为挨冻、疾病和虚弱所累。在晚年，地位较低的人往往贫困潦倒，居住在条件不便、不安全的住所，孤独一人，并且因为没能取得其他人所拥有的成就而充满失败感。大家庭的纽带可以为这些人提供极为强大的支持和帮助。在中国和印度，人们十分崇敬祖先，活着的人害怕受到死去灵魂的惩罚，这就鼓励了活着的人老老实实地延续传统习俗。

直到近代，人们才越来越了解死亡，因为他们亲眼看到身边各年龄层的人逝去。如今，成人和儿童却再度对死亡感到陌生，因为医疗等方面取得了巨大的进步，人的寿命得以延长。如今的新情况是，临终的人大都是老人，当亲人去世的时候，许多家庭都缺乏经验并感到难过。对于家庭来说，有一个病入膏肓的人，即便是挚爱亲人，也可能面对身体和情感无尽消耗的状况，陈年的家庭恩怨被重新翻出来，还可能使关系发生剧变，尤其是成年子女必须充当其父/母亲的"家长"的时候。

从人类历史到近代，人大多死于家中。在西方文化里，许多时候将死的这个人是主人，家族和社区成员要来探望，劝解活着的人，参加宗教仪式、告别会和祝福会。这是对逝者社会地位的最后肯定。许多画作都捕捉到了这种场合。

艺术刻画了许多更为暴力和令人不安的濒死场面。例如《死亡之舞》（*Dance of Death*）这一画作，描绘了与僵尸或骷髅共舞的疯狂舞会。其中所有人，无论他们的社会地位如何，都被拽向死亡，这场面笼罩着中世纪。

到了 14 世纪，当黑死病害死 1/3 的欧洲人口，文艺复兴重新把关注点从天堂转向自然和人类世界的时候，为害自然的丑陋僵尸便成为死神的主要形象。一种全新的、名为死亡艺术（ars moriendi）或曰亡人艺术的文学涌现出来。在布鲁盖尔（Bruegel）的画作中，我们看到了对自然腐败和腐化的迷恋。

随着时间的推移，这些可怕的描绘已经被取代，死亡变成了较为温和的、有亲人环绕的模样。如今的人大多死在机构里——医院或养老院。对他们的护理常常更多地出于技术而非道德考虑。在这些机构中，吸引更多注意力的是疾病而不是人本身；人们对身体机制的科学好奇心胜过了对生命的真正价值——人性价值的考虑，并且更注重专业技术性和镇痛剂的调整，没人注意这个人需要什么。一个孤零零住在医院的病人，经受着多种创伤性高科技治疗，身上插满了管子，这已经成了当代死亡的象征。在这类情形下，死亡这个话题被仔细地避而不谈：病人、家庭、医生还有护士有时在共同假装，似乎这位将死的病人不会死去，反而即将康复。他们进行着无感情的交流，避开了一切不愉快的话题。与此同时，将死的病人被隔离开来，他/她最需要的情感支持也被剥夺了。

但是，情况不一定非如此不可。我们可以让自己和为我们所爱的人平静而有底气地死去，这是对人生以及每个人的精神的维护。

■ 死亡的过程

除非执意控制不可扭转的局面，死亡通常是人生最为平静的事情之一。我们不能确切地知道大脑的生化机制在临终时会发生怎样的改变，但我们知道内啡肽释放、缺氧、丧失感官以及大脑右半球的激活。人似乎会经历好几个阶段，变得放松，之后大脑一片空白，然后昏昏欲睡。他们进入睡眠状态，接踵而至的是昏迷和瘫痪。呼吸缓慢直至停止，心脏跳动和新陈代谢都停滞，到最后血液凝固，出现死后僵硬。许多医生都记录过临终之人超然宁静的状态。16世纪，哲学家蒙田写道："如果你不知道如何死去，那就不要给自己添麻烦；自然会在时机成熟的时候给你充分的指引；她会为你完成这件事；你不用操心。"

有时甚至还有欢乐。莎士比亚在《罗密欧与朱丽叶》（*Romeo and Juliet*）中写道："人在将死之时，反而往往会心生愉悦！看着他们死去的人就说这是回光返照。"科学家托马斯·爱迪生的临终遗言是："那边非常美丽。"哲学家威廉·詹姆斯（William James）说："回家真好。"一位黑脚族首领伊萨波 - 穆西卡·克劳福特（Isapo-Muxika Crowfoot）说："再过一会儿我就要走了——我也不知会去哪里。我们不知道从哪里来，也不知道往哪里去。何为生命？它是黑夜中的萤火虫闪过的光；是冬天的水牛呼出的气；是游走于草坪上的那点儿影子，太阳一下山便无迹可寻。"

临终可以极大地简化。在当代文化中，濒临死亡的人可能会担心他们现在到底是谁或是什么，将来又如何。我们只会死一次，这件事不能预演：我们能处理这一巨大的未知吗？我们当代社会在很大程度上将死亡和濒临死亡同我们隔绝，并且通过医学手段把病入膏肓的人保持在"植物人"状态，这也提出了一些重要的道德问题。许多医生可能把死亡视为他们个人的失败。有时候，死亡可能更适合发生在家里，而不是在讲究效果的无菌医疗系统中。

■ 葬礼的风俗和仪式

在把死亡当作人生顶点的各种文化中，葬礼仪式迥然相异。现代的发掘工作已经反映出至少 30 万年前尼安德特人将尸身堆满鲜花后埋葬的葬礼仪式。出于对恶灵的畏惧，在一些古代甚至当代文化（如祖鲁文化）中，人们会把尸体烧掉以保护生者。索罗亚斯德教教徒认为，火太神圣，不能用来焚烧尸体，而土葬又会玷污了土地，于是他们任由尸体腐烂或被秃鹰吞噬。

在当代基督教中，传统的习俗由三个部分组成：探视或守丧，追思会或葬礼，以及埋葬——献身大地。如果死者在美国武装部队服过役，棺上还会盖着美国国旗。希腊葬礼的整个仪式过程都把灵柩敞开着，除非尸身状态不宜观瞻。在东正教葬礼中，灵柩在埋葬之前要重新打开。

在正统派犹太教里，若是亲人去世，有一个风俗是在听闻死讯的时候撕碎一件衣服。犹太人的葬礼会在死后立刻举行，并且不展示尸体。犹太律法不允许给尸体防腐或火化，给家属送花也是不恰当的行为。尸体也不会有任何值钱的陪葬品。

在佛教传统中，死亡被视作轮回的一个转变时刻。火葬是常见的做法，有的会制作不腐肉身。在日本，几乎所有的尸体都是火化。火化之后，亲戚会从灰烬中夹回骨头放到骨灰瓮中，顺序是从脚骨到头骨。骨灰瓮可以由家人带回家，带到墓地，也可以把骨灰撒掉。

■ 转变你的死亡观

死亡是相对无形的，这是由事情的本质决定的。我们身边有太多看不到的死亡——死在地底下的蚂蚁和虫子，凋亡的细胞结构，死在森林或海洋里的生物。有时我们看到大型动物死在高速公路上会觉得难受，这是因为我们并不习惯见证死亡。在一个世纪以前，年届 50 的人通常已经经历了许多死亡：父母，叔伯婶娘，兄弟姐妹，可能还有配偶和孩子。那时的人生就是一个接一个的葬礼。人出生在家里，结婚在家里，也死在家里。如今死亡没那么常见了，而且通常发生在医院或养老院里。这使得死亡的过程显得比实际情况少见。想想这巨大的比例——如今地球上的人口超过 70 亿，120 年之后，这 70 亿人都已经死掉了。现存的一切生物的最终归属都是死亡。我们为什么要在孩子和自己面前遮掩它呢？

临终之人的情感既复杂又矛盾。希腊剧作家欧里庇得斯在公元前 5 世纪就发现了这一点。"上帝啊，这些老人！"他写道，"他们多希望能死去！这漫长的日子，他们活得多么沉重！然而，当死神来到他们身边时，你不会看到有人站起来跟他走，那些负重前行的人也不会。"今天是否亦如此？

在今天的美国，人们最大的焦虑不是地狱、自然死亡或害怕某些哲学上不存在的事情，他们由衷地害怕在生活中遭受大难，给身体带来残缺，包括丧失心智或情感离弃。活下来的人可以选择如何对待将死的人。

数年前，精神病学家伊丽莎白·库伯勒 - 罗斯（Elisabeth Kübler-Ross）出版了《论死亡与濒临死亡》（*On Death and Dying*）以及另外几本与死亡主题相关的著作。她将临终分为五个连续的情感阶段：否认、愤怒、讨价还价、抑郁和最终接受。从那时起，我们已经发现，这些情感通常不会按照这个顺序发生，并且某种情感会反复出现或根本不出现。重点是加以辨认并给正经历这些情感的临终之人做出回应。通常，人越接近死亡，反而越不怕死，也更能接受它。

临终关怀是一种过程、一种哲学，它允许临终之人平静而有尊严地度过人生最后的日子。珍妮·加尼尔（Jeanne Garnier）使用"临终关怀"这一术语来指 1842 年在法国里昂对绝症病人的护理。若生命不可避免地要终结，在一个机构或某人家里的临终关怀可能会减轻病人的痛苦和病痛。

人们死亡的方式往往同其生活的方式很像，尤其像他们生活最为紧张的时期。我们可以从他们之前的处理机制中找到线索，了解他们会对绝症做出怎样的反应，又会如何走近死亡。如果此前他们有效地应对了压力，那么到了如今他们也不大可能会抑郁或焦虑。

人们有一个最要命的误区，即认为临终的人不想知道自己即将死去。大部分病人一再表明他们确实想知道这一点。当人们知道自己病入膏肓的时候，他们强烈希望的不是获得一个全新的生命机会，而是多一点同挚爱在一起的时间。由于活动力大幅度下降，他们可能会进入平静的休息期，更加享受自然或最平常的善意。

过去，当人们在家里去世的时候，有一个庄严的职责是告知他们即将死去，这样一来，他们就可以为死亡做好各种身心准备并且与亲人告别。到了今天，为死亡做准备仍然有许多好处。一种名为预期性悲痛（Anticipatory Grieving）或生命回顾（Life Review）的死前准备极为有益。这一过程中所包含的并不是全新的智慧。民间风俗相信人在死亡之前必须记住并重温自己的整个人生历程。让临终病人分享自己的人生历史确实是一种爱的礼物。如果这位临终病人是你，你会享受到回忆许多人生经历的乐趣。通过与亲朋好友交谈，你还能强化并且给他们留下共同经历的回忆。在此过程中，你重塑了最后的形象以供人追忆。如果还能出门，你也可以最后一次去看看那些于你的人生意义重大的地方。你可以处理未尽的事宜，摆平陈年家庭争执，并且为你剩下的日子做点计划。你也可以想象素来与你相亲的这些人失去了你会怎样继续生活。受晚期痴呆症的折磨，并非每个人都能做到这些。但是，假如临终的过程非常人性化，那么这对于死者和生者都是一种精神慰藉。

第 18 章

修身养性的具体方法

但是精神之果是爱、欢笑、平和、耐心、善良、善意、忠实和自制。违反了这些就没有规则可言。

——《迦拉太书》（Galatians）5：22-23

别再表现得这样渺小。你就是狂喜状态中的宇宙。

——鲁米

在马匹、马车、车夫和车主的类比中，生命的高潮发生在当主人看到车夫终于从小酒馆中走出来、修理好马车、调养好马匹之后，坐上马车开始旅程的时候。这是一场自我成长和实现的旅程。

论及灵魂，人类在历史中形成了无数宗教和哲学视角。关于心灵之旅的观点也不胜枚举：何为培养开阔心境的最佳方式，如何管理我们同他人的关系，崇高精神的本质和作用是什么。一个充实的衰老历程取决于持续的心灵成长和滋养。你必须找到自己的方法来认识你的心灵，接近更好的自己。

中东有一则谚语："驴子领你到家门口，这不是你进门的方式。"要找到属于你的心灵之家，许多活动和经历都能帮得上忙，但是进入家门的必须是你自己。

■ 明确意图

为了打开心扉聆听心灵的声音，你必须花时间明确你的意图。你内心渴望什么？你真的希望靠自己的心灵更近一些吗？有人发现，思考自我提高或自我同无限宇宙之间的关系有助于找到和清新地说出自己的意图。自我发掘的最终目的不是让自己高兴，而是找到服务他人的智慧和力量。每天雷打不动地花些时间来专注思考你的意图，屏息凝神，你会找到自己的路径。

■ 在宁静的夜里敞开心扉

清醒老去包括让你的内心世界同你的外在经历达到和谐。睡眠和夜晚的宁静是关键。当你的身心在休息的时候，你的心灵却在成长，这使你具备拓展内心意识的潜力。内心世界是由你的精力、热情和意识构成的。在白天，你练习技能，运用自己的知识于外部世界行走。然而，在宁静的夜里，你要行走的却是心灵的世界；这时，你的人生经历才会回荡在你的内心。你必须找到内心同外部世界平衡的方法，使它们共同成长。

■ 理解黄金法则

在一个万籁俱寂的夜晚，我的心告诉我，我看待爱过于狭隘。之前，我对爱的理解就像一个裹住两个人的金色蚕茧。寂静的夜里，我的心教会我，爱是包容一切，无欲无求，我们的爱将汇入一个无限的空间：山峦之广，海洋之深，强劲的暴风雨和夏天的微风，耀目的光和闪烁的星，一种巨大的温柔和慷慨的安排。

你怎么能像爱自己一样爱邻居呢？不期然地，当我思考这个问题的时候，我在卡里·纪伯伦（Kahlil Gibran）的诗作《完美》（*Perfection*）中找到了答案。诗歌的第一部分描述了对上帝的爱，第二部分则告诉我们该如何爱邻居。

■ 欣赏沉默

有一则阿拉伯谚语说道："沉默的果实是静谧。"这是一种积极的意识，并不是不出声或孤身独处那样简单。不是要头脑保持放空。6世纪的佛教神秘主义高僧慧能说过："心量广大，犹如虚空，莫定心座，即落无既空。虚空能含日月星辰，大地山河，一切草木，恶人善人，恶法善法，天堂地狱，尽在空中；世人性空，亦复如是。"

通过沉默，我们可以欣赏身边此时此刻正在发生的一切。沉默是一种有意义的活动，它使我们的意识由发出者变成接收者。上高中的时候，我是一个业余无线电爱好者。我的设备简陋，包括发射器和接收器。其过程是先选择无线电频率，发出一条信息与人通信，然后必须关闭这个发射器，用接收器来仔细聆听是否有人回应。你可以同时执行发射和接收任务。许多人花时间发出信息，但并不留心听回复。《旧约全书》中的《哈巴谷书》（*Habakkuk*）第二章二十节中写道："唯耶和华在圣殿中；全地的人都当在他面前肃静静默。"这句话通常在晨祷中说，我以前把它当成表达服务即将开始，大家都应当保持安静的祷告。如今我认识到，它说的是沉默的价值。

■ 创建庇护所

在你的家里开辟一个小空间或一个房间，创立出一个一进入就感觉平和的庇护之所。利用时间和空间来激活这个过程，一整天都怀揣着这种感觉，并且这样进入夜晚。不要将它理性化；不管创造出的奇迹有多小，你只需观察便好。机会总在我们身边给予指引。例如，我家的猫静静等了好长一段时间，终于等到一只老鼠出现在下水道边上，我静静地观察到了这一切，学会了重要的一课——耐心的重要性。

有一种休养身心的办法是去使人平静的庇护之地参观。只要感受到它们，你就能辨认。它们是灵魂的风景，它们的存在令人叹为观止。内心的信息是时间与永恒的力量之间的关系，只有身临其境才能体会得到。你会感觉自己融入了这个空间，身体也变得轻巧起来。我觉得有意义并给我以开阔和平静之感的地方有教堂、老旧的图书馆，博物馆、自然奇观以及海岸。

■ 在迷宫里漫步

　　修养身心、净化体验的另一种锻炼方法是到迷宫里散步。此迷宫非彼迷宫，它只有一条长长的通道，呈现一圈一圈的几何图案。不同于一般的迷宫，它不是用于为难人的难题，也没有多个路径选择和频频出现的死路。在这种迷宫中，无需做抉择，只要坚持从头走到尾即可。迷宫在古时候就出现了，被用于个人冥想和举行集体朝拜。它也可以被视为一个人的内心旅程以及后来的归途，进入我们的意识然后又回到外在世界。迷宫里的各种迂回曲折使我们迷惑，失去了与外界的联系，这样一来，我们反而能进入更深的冥想状态。

　　如果附近没有迷宫，而你也不清楚它们的设置，你可以在网上找几幅图片。集中精力看迷宫图，并用手指跟着路线游走，这也是滋养心灵的一种锻炼。不要着急，以令你感到舒服的速度前行。

■ 观察你的想法

　　观察自己的想法是修养心灵的又一把钥匙。担心、紧张、恐惧和批评常常横在路上搞破坏，因为我们的思维喜欢迎接挑战和解决冲突。为了控制住局面，失衡的思维也许实际上会创造一些冲突。

　　所谓心境澄明，就是感知到某种覆盖万物的永恒光辉。要做到这一点，你必须完全摒除对世俗之物的欲望，不害怕失去它们。你的虚假人格——你想象中的自己，而不是真正的自己——总觉得自己是主宰，并且制造各种各样的干扰来保持主宰地位。负面思想很容易变成习惯。每天花点时间去了解自己的思想、反应和行为，然后延长时间，直至进入自我意识状态。目标是中和虚假人格，令它安静下来。在发现善心的时候，不要太把它当回事。重新去发现这一粗浅的认识，去认识真正完美的幽默感和谦逊的态度。精神不等同于宗教。对我而言，宗教是行为，我们不思考或感受宗教——它是我们的生活。无论喜不喜欢它，我们都会通过行动来表达对宗教的态度。

■ 阅读经典和诗歌

我对经典的定义非常宽泛，包括《圣经》和一些诗歌。塞缪尔·泰勒·柯勒律治（Samuel Taylor Coleridge）对诗歌的价值做了总结："伟大的诗人没有不是深刻哲人的。因为诗歌是人的全部思想、热情、情绪和语言的花朵和芬芳。"阅读诗歌作品令人平静，也给人指引。

■ 你是光而不是灯泡

你的精神在你的心里，期待开放和分享。你所拥有的东西和你居住的身体都不是它的栖息之所。通过爱，你可以用你的心灵为思想和爱的意识搭建一座桥。美国神话学者、作家约瑟夫·坎贝尔说过，人到中年的挑战是不把自己等同于日渐衰老的身体，而要等同于意识，身体只是意识的媒介罢了。我究竟是承载光的灯泡，还是灯泡这一工具上的光？精神生活是人类生活的支撑，不是一种附会的超自然美德。给生活以真实的是自然的推动力，也不是某种超自然力量制定的规则。

我们作为活生生的人存在，主要是为了记住我们是谁，好让每个人都能创造自己存在的独特目标。这是我们的选择。

■ 培养愿意放手的心态

为了修养心灵，你必须放下恐惧、批评和自我怀疑。真正的无畏不是减少恐惧感；他是接受和超越恐惧。懦弱的本质是不承认恐惧感的存在。不足之感源于你害怕自己不能应付这个世界的需求。放轻松，放开手。想想伊德里斯·夏（Idries Shah）《托钵僧的传奇》（*Tales of the Dervishes*）里的《沙漠故事》（*The Tale of the Sands*），这是一则超越人生旅程的寓言故事，从好几个角度解读了死亡。

■ 净化经历

相信宇宙，也相信你自己。要知道，一切事物都呈现出它们应该呈现的模样。不要为结果所绑架，也不要抱有太多期望。这并不是一种消极状态。还有一则中东谚语这样说道："相信上帝，但你还是要把骆驼拴好。"

你的阻力在哪里？如果是自我怀疑，那么就接受这种感受并进行反思。当你的心灵用自爱来代替的时候，看着它消失。日常的肯定和沉思会支持你走完这场旅程。允许自己去感受欢乐、平静、爱和幸福。也许没人告诉过你可以这样做。相信这是值得的，你应该得到最好的，并且邀请它走近你的心灵。

我们在这里帮助彼此培育精神、疗愈心灵。通过彼此的关系，我们能很好地了解自己以及我们的心灵。练习打开心扉有一个好办法，那就是同其他人在一起，如同尊重自己一样尊重他们。我们之所以过着人类的生活，是因为这是我们的选择。我们生命的一切都是自己创造的，但这还不是全部。跟随它，接收它。从中找到乐趣吧。有人问一位来自乡村的老人，为什么他总是这样平和，波澜不惊。他说："有一件事情是每个人都要知道的。宇宙只有一个中心，却不是你。"

温和来自心无疑虑以及对自我的信任。当我们的思想、身体、情感和精神达到平衡和谐的状态时，我们就没有疑虑。这种平衡的意识就是用眼睛看，用耳朵听，用身体碰触和感受。意识的平衡令我们无所畏惧，我们能够准确地应对外部世界。通过感官知觉、澄明的心境和想象力就能与外界建立最准确、最直接的联系。然后，我们便可以领略当下的真实。

好书推荐

基本信息

书名：《抢救茧居族：青少年社交恐惧症家庭治疗实务指南》

作者：［日］田村毅

审校：张海音

定价：69.00 元

书号：978-7-115-49348-4

出版社：人民邮电出版社

出版日期：2018 年 10 月

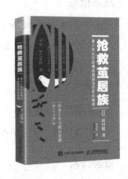

推荐理由

★ 日本知名精神科医生田村毅为各位青春期孩子与家长送去的一份理解自己理解社会的礼物

★ 心理学家张海音审校

★ 中国心理学会注册心理督导师孟馥推荐

★ 全书 60 个家庭治疗案例、28 个家庭心理问题专栏

作者简介

［日］田村毅

◎ 日本知名精神科医生，擅长儿童发展心理学、家族关系、家族治疗等领域。

◎ 2011 年离开东京学艺大学，告别 19 年的教授生涯，专注从事能与人深入接触的心理治疗工作。

◎ 目前在东京开设"田村研究室"，主要处理青春期 / 青年期心理问题、厌学症、茧居族等个案。

◎ 其提出的社会退缩症（Social Withdrawal）被全球业内人士认可。

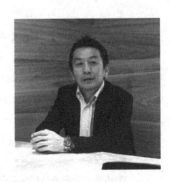

编辑电话：010-81055646 读者热线：010-81055656 010-81055657

好书推荐

基本信息

书名：《幸福的科学：积极心理学在教育中的应用》

作者：曾 光 赵昱鲲 等

定价：65.00 元

书号：978- 7- 115- 47879- 5

出版社：人民邮电出版社

出版日期：2018 年 4 月

推荐理由

★ 清华大学积极心理学研究中心推荐读物

★ 近百位教育者联合推荐

★ 中国积极心理学领军人彭凯平、清华大学心理学系咨询心理学教授樊富珉、北京大学学生心理健康教育与咨询中心主任刘海骅推荐作序

★ 清华大学积极心理学研究中心 5 年实践，全国近百所中小学超 15 000 课时验证的积极教育方案

作者简介

曾 光

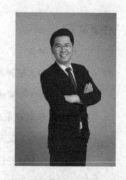

◎ 清华大学—美国加州伯克利大学联合培养在读博士，国际积极教育联盟中国区特别代表。美国宾夕法尼亚大学积极心理学应用硕士，清华大学积极心理学中心积极教育课题组组长。国家教育部十二五教育研究课题积极教育子课题负责人。

赵昱鲲

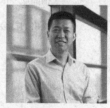

◎ 清华大学积极心理学研究中心办公室主任，国际积极心理学协会驻华代表，美国《积极心理学日报》专栏作家。清华大学—美国加州伯克利大学联合培养博士，宾夕法尼亚大学应用积极心理学硕士。

编辑电话：010-81055646　　读者热线：010-81055656　010-81055657